Marie-Françoise Delarozière – Raymonde Trierweiler

Plantes, Huiles et Parfums de Beauté

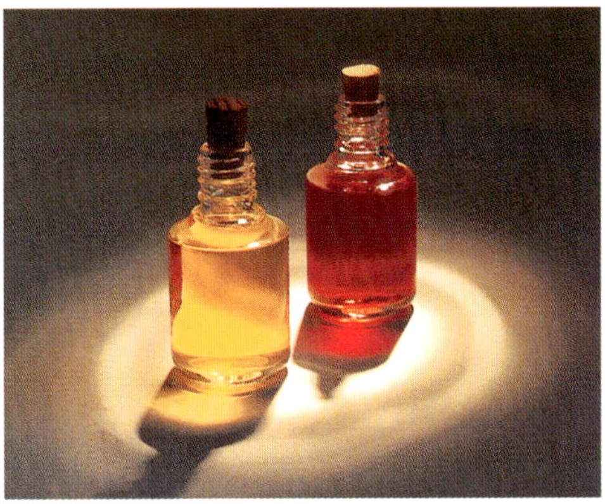

Secrets et Recettes

Je choisis le naturel !

ÉDISUD

Sommaire

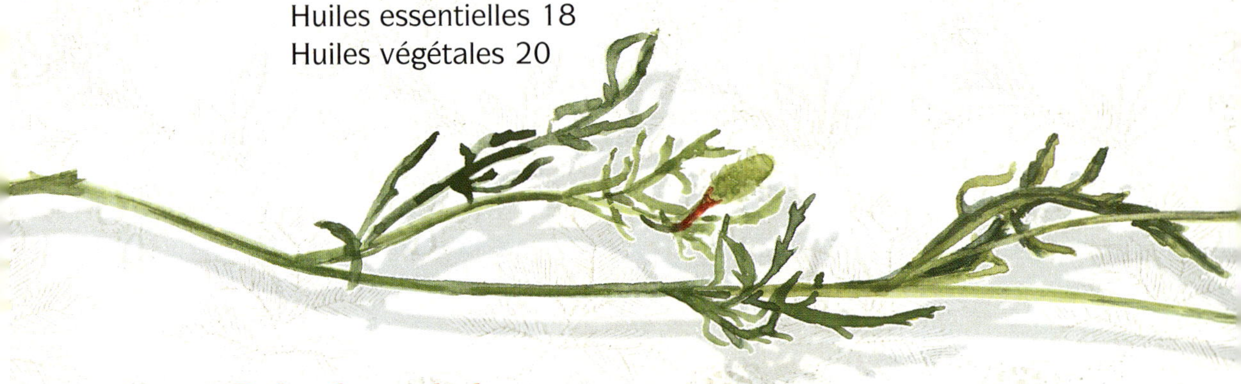

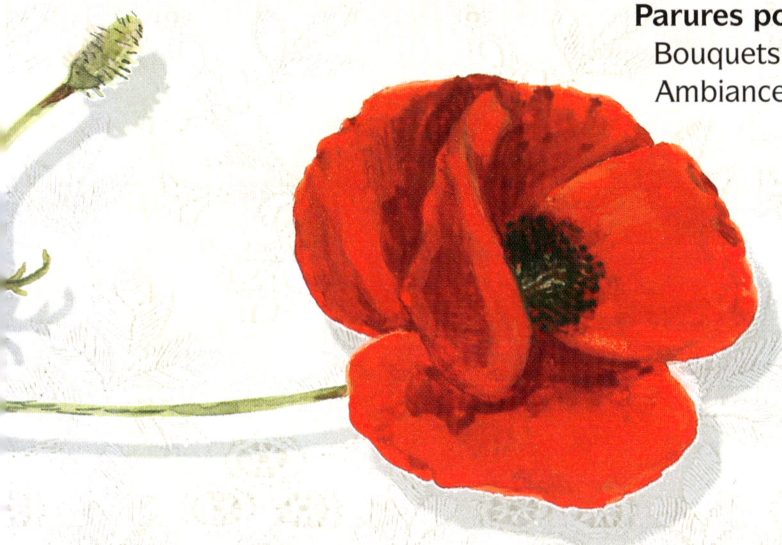

Lorsque l'homme, à l'aube de son humanité, a laissé son regard se promener sur son proche environnement, mille merveilles l'attendaient. La nature lui offrait, sous les cieux changeants des saisons, la splendeur des plantes à l'infini. Il les a contemplées, les a respirées, les a cueillies et goûtées. Il les a aimées.

Puis, au fil des temps, il les a étudiées, en a recherché les bienfaits, parfois les poisons. Il s'en est nourri, s'en est guéri et s'en est paré. Mystères de la vie qui fleurit, meurt et germe à nouveau. Magie des parfums aux mémoires éternelles. Ainsi la ronde des senteurs et des essences bénéfiques nées au cœur des plantes de beauté s'épanouit en volutes avec le premier souffle.

En Egypte, dans la plus Haute Antiquité, l'histoire légendaire fait du dieu Toth le premier parfumeur. Les autres dieux jaloux devinrent exigeants et allèrent jusqu'à se nourrir de parfums choisis au fil de la journée. Lorsque fut ouverte la tombe de Toutankhamon une odeur mystérieuse s'envola. C'était cet étrange parfum égyptien, le « Kypi », composé de miel, de genêt, de safran, de myrrhe, de cardamome et de roseau, mélange de senteurs particulièrement choisies pour favoriser le sommeil et les songes. Au temple d'Imhotep, les savants égyptiens se réunissaient pour parler botanique.

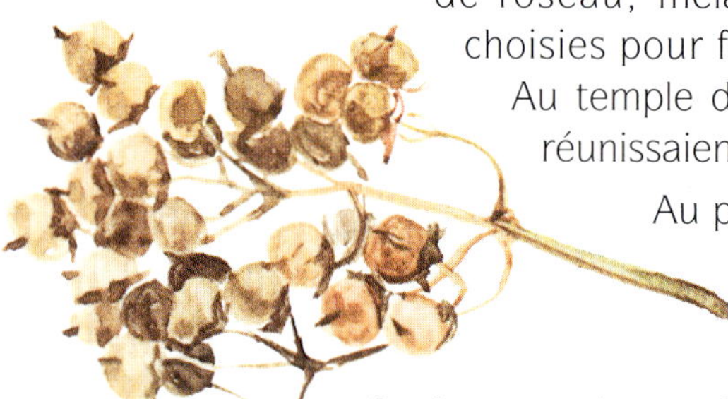

Au pays de Saba, de mémoire magique, plusieurs milliers de familles cultivaient et entouraient de soins délicats l'Arbre sacré de l'encens. Sur les murs du temple de Deir el Bahari, la reine Hatchepsout fit graver les splendeurs rapportées de ce royaume. L'on peut y découvrir une plante merveilleuse, le henné.

En Chine, à la même époque reculée, les sages observaient les arbres avec le respect dû aux âmes des morts qu'ils abritaient.

Lorsque les Israéliens quittèrent l'Egypte pour Canaan, Dieu offrit à Moïse la recette du parfum-prière. Les senteurs s'élevèrent alors à la gloire du Tout-Puissant. La mode se répandit jusqu'au bout de la terre et les prières montèrent des autels en fumées odorantes vers Astarté, Zoroastre, Bouddha…

Pour les Celtes, le chêne était symbole de sagesse et de connaissance, tandis que la sauge était symbole d'immortalité.

En Europe, ce fut sans doute à Venise, au XIIe siècle, que s'ouvrirent les premières boutiques de plantes médicinales que l'on connaisse. Avignon vit naître, au XIIIe siècle, lors des grandes foires commerciales où se rendaient les marchands de poivre et d'épices, la Confrérie des Apothicaires.

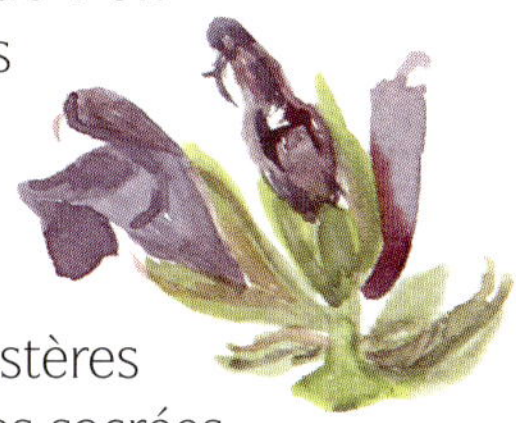

Le Moyen Âge sent bon les « simples ». S'y mêlent mystères et magies. La civilisation médiévale retient seize plantes sacrées parmi lesquelles l'héliotrope, plante de la sincérité, l'ortie, symbole de la bravoure, la sauge, herbe de vie, la verveine, fleur de l'amour.

La Renaissance vit l'essor des senteurs. Comment ne pas imaginer le *Printemps* de Botticelli entouré de parfums fleuris et délicats. Et que dire des femmes somptueuses de Rubens enveloppées de senteurs lourdes et chaudes !

Des plus beaux tableaux, nés des mains magiques des peintres de tous les temps, émanent des parfums troublants.

L'on ne peut regarder le *Sacre de Napoléon* de David sans penser que la beauté des femmes respire des parfums suaves. D'ailleurs c'est l'époque de la folie de l'*Eau de Cologne*.

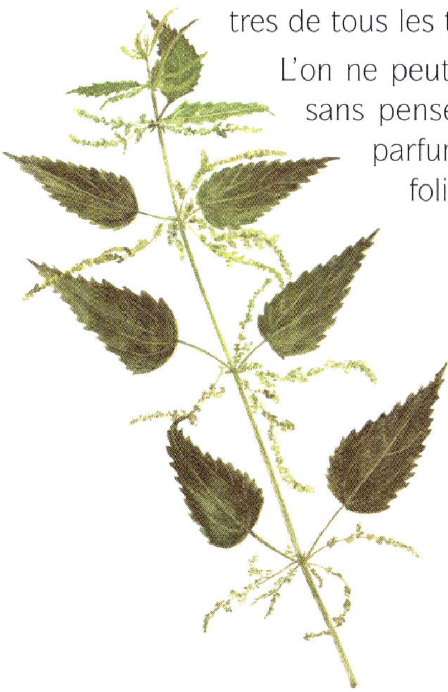

L'époque romantique retient les noms de Guerlain, Bourjois, Molinard. C'est le début de la distillation. Et Grasse règnera sur le monde éternel des parfums.

Mystères et magies, associés aux rythmes du Temps engendrèrent les rites. Les traditions de cueillette au solstice d'été remontent peut-être à la Préhistoire. Le Moyen Âge chrétien fêtera la réconciliation avec le monde végétal à la Saint-Jean.

Les récoltes des plantes étaient très importantes et les bienfaits du soleil leur conservaient toutes leurs vertus.

En Provence, au XIXe siècle, des foules considérables se retrouvaient les 23 et 24 juin pour des cueillettes sur la montagne de Lure, la Sainte-Victoire et la Sainte-Beaume.

Le « nez » du Poète chante les rites de cueillettes parvenues jusqu'à nous du fond des siècles.

Verveine, c'est aux nuits obscures
Que tu seras cueillie
Les moissons seront bienfaisantes
Au septième jour du cycle lunaire
Chantons le temps généreux
De la lune montante et claire
Cueillettes de vie aux aurores pures
Récoltes de bonheur
Que l'eau de source soit purification
Que la robe blanche des cueilleurs
Soit signe de transparence
Que la ronde magique s'élance
Autour du végétal
Que la faucille d'or, les incantations

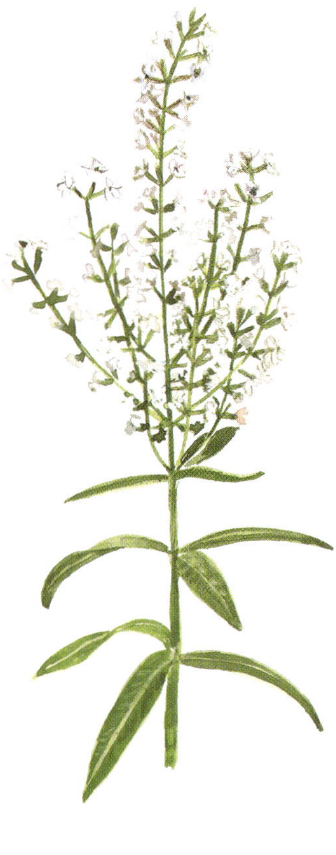

Les offrandes de pain et de sel
Participent aux mystères des liens
Qui unissent l'Homme et la Terre
Célébrons avec les fleurs
La Saint-Jean et Noël
Et l'Epiphanie
Et le mardi gras avant le carême
Et le Vendredi Saint
Prions saint Jean, saint Sylvestre
Saint Georges, saint Barthélemy
*Et chantons avec François d'Assise**
(...) Loué sois-tu, mon Seigneur,
pour notre maternelle sœur la Terre
qui nous porte et nous mène
et qui produit les fruits divers
avec les fleurs colorées et l'herbe.

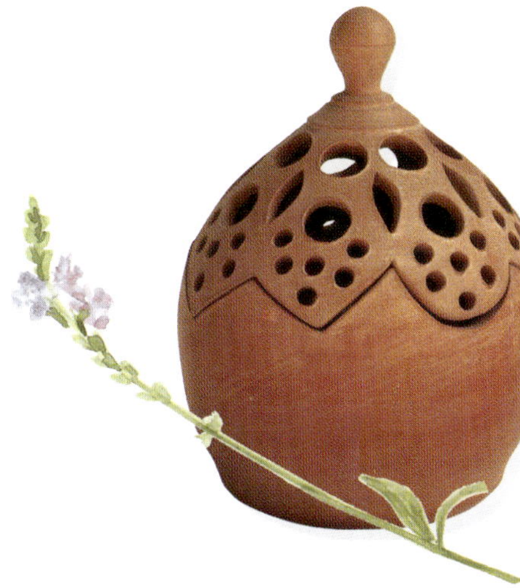

Que reste-t-il aujourd'hui des connivences de l'Homme et de la Plante dans les folies des villes embrumées, sur les macadams sonores, au milieu des odeurs émanant de techniques bruyantes ?

Si l'on ne sait plus lever les yeux pour admirer le soleil et les étoiles, comment retrouverons-nous le plaisir de regards attentifs sur l'herbe de la colline ?

Nostalgie des processions des Rogations qui apportaient autrefois dans les campagnes chants et bénédictions pour les récoltes à venir.

Nostalgie étrange de l'encensoir balancé devant l'autel de Pâques, dont la fumée vous enveloppe de tendresse mystérieuse.

***voir Bibliographie**

Nostalgie des senteurs-mémoires dans le cocon des chambres douces des maisons d'enfance, dans les cuisines des grands-mères attentives, dans les fermes aux odeurs de lait, de fromage blanc et de foin, dans les jardins chéris, dans l'eau de la rivière caressant les myosotis.

Nous avons formé le souhait de vous raconter les plantes bienfaisantes et leurs connivences avec notre corps et notre cœur, leurs tendresses et leurs mémoires.

Pour le bonheur de reconnaître les plantes que nous aimons et qui nous dispensent leurs trésors, nous vous offrirons un « Herbier de beauté ».

Toutes nos « Recettes de beauté » pourront devenir vôtres. Douceur de la peau, brillance des cheveux, éclat du regard, bien-être et sérénité...

Nous vous confierons enfin nos secrets de « Parures odorantes », pour vous-même, votre maison et votre entourage. Bijoux fleuris de saisons, petits bouquets de bonne humeur, parfums et couleurs du Zodiaque, pâtes odorantes et protectrices...

Célébrons ensemble les plantes-merveilles qui nous sont si proches, si joyeusement mystérieuses et si généreuses.

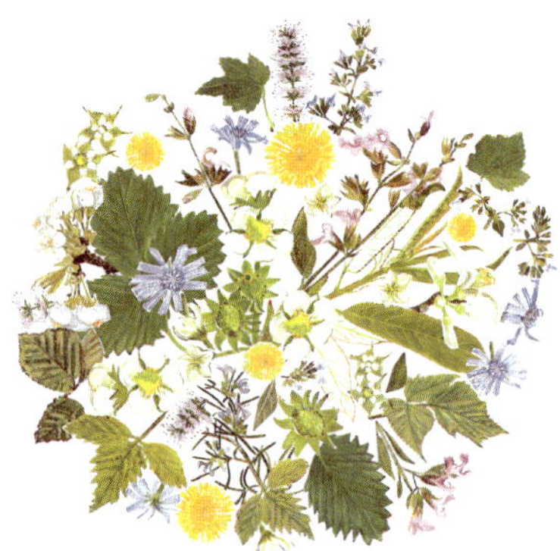

Quelle célébration des plantes inventer
Quels rythmes, quels rites
Quelles bénédictions retrouver
Senteurs du Tilleul protecteur
Parfums des roses et des lilas
Force solaire du Thym et du Romarin
Enivrement des jardins de Lavande
Douceur des printemps fleuris

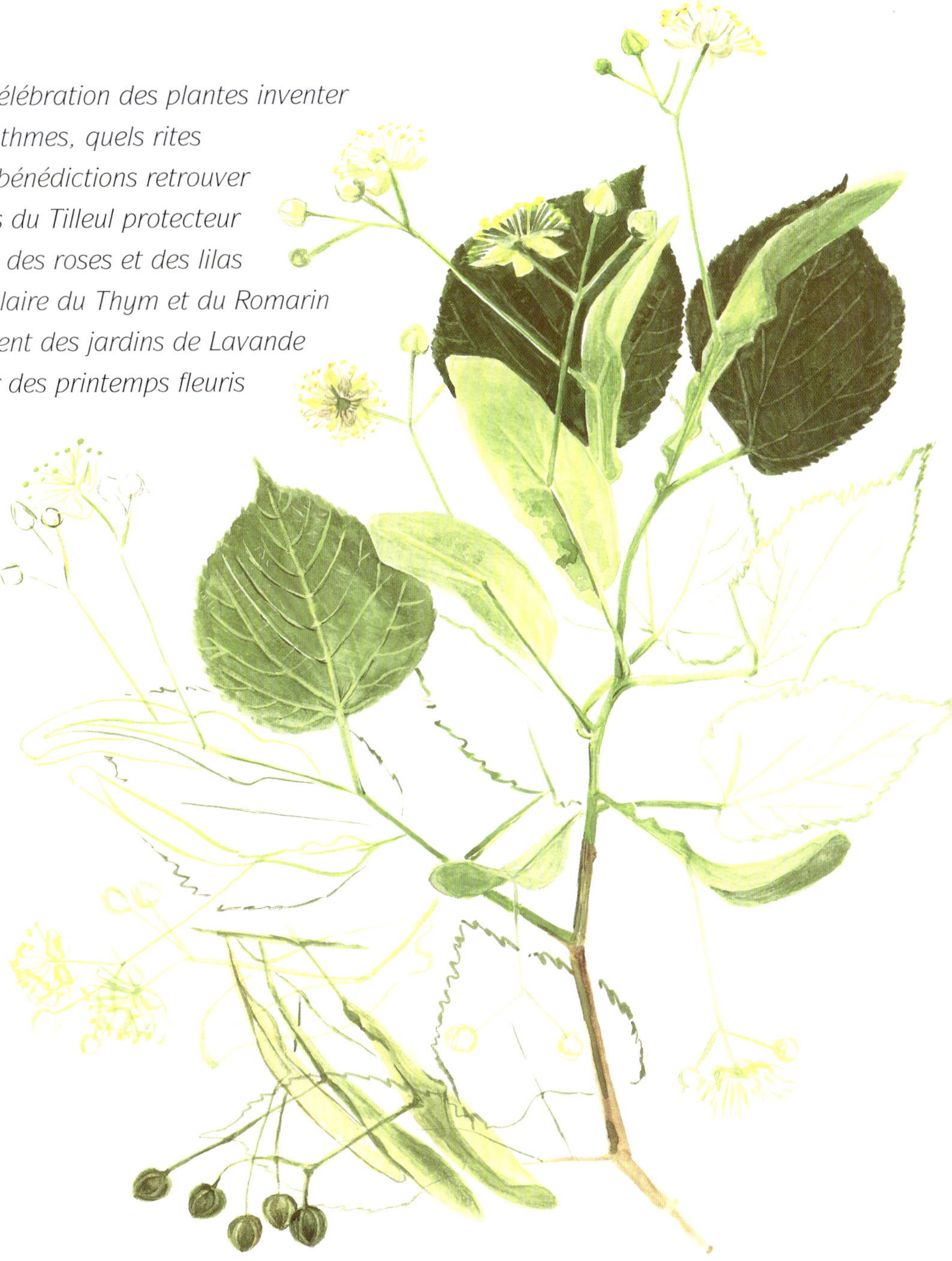

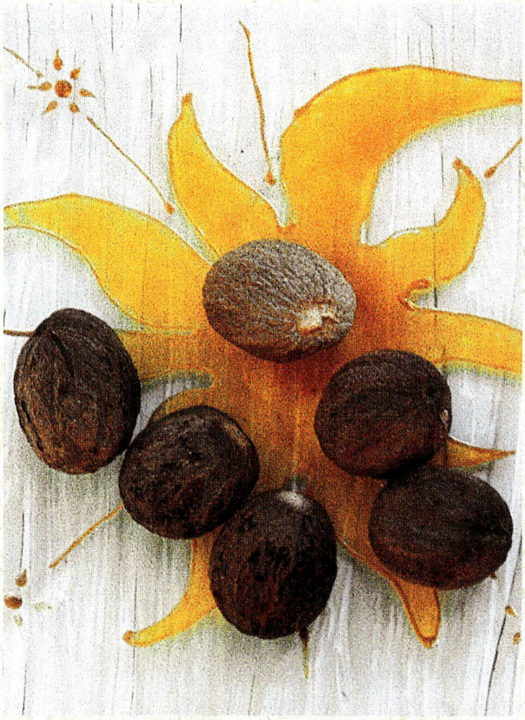

Générosités des plantes

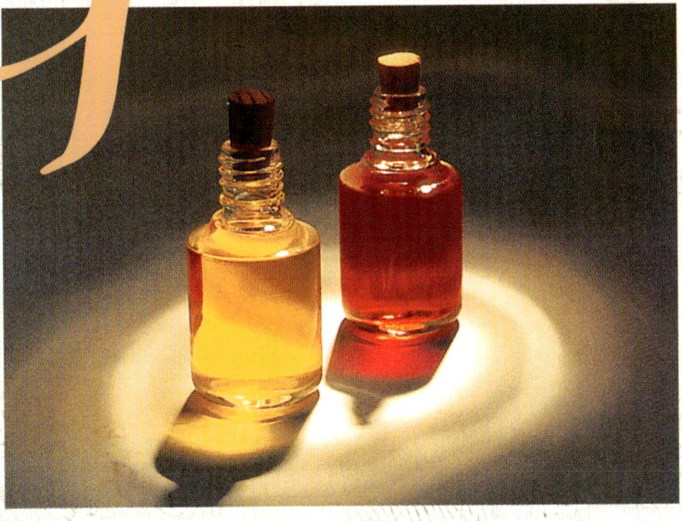

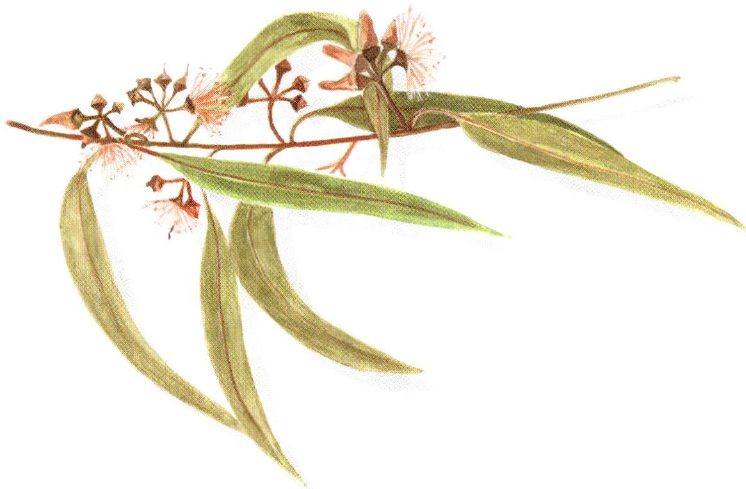

Le moindre brin d'herbe est une merveille de la création.
Que ce soit le grand tilleul familial, la minuscule fleur de la garrigue ou du chemin, la rose du jardin, la violette du sous-bois, le henné de l'oasis, le jasmin odorant du balcon, leur éclosion est magique.

Observez un instant avec tendresse une graine minuscule comme celle du myosotis, elle est le reliquaire d'un tout. En elle vit la mémoire de la plante. Mise en terre et arrosée, elle deviendra un être vivant dans son intégralité prêt à se reproduire et à s'offrir au monde.

La plante est offrande

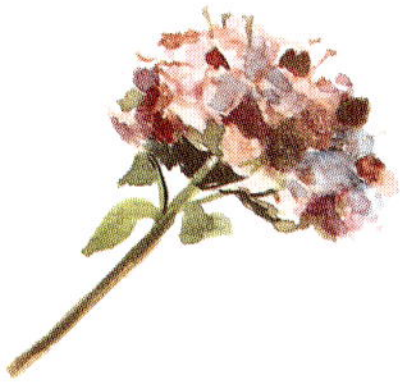

C'est un don joyeux, les couleurs chantent au fil des saisons. C'est un don mystérieux à regarder, à admirer, à protéger, à respirer, à cueillir avec respect. C'est un don à utiliser avec tendresse.

Il y a les fleurs sauvages des collines, il y a les fleurs des jardins à l'abri des grands arbres, il y a les fleurs minuscules et courageuses accrochées aux trottoirs des villes. Aux dunes des déserts naissent des plantes utiles aux hommes et dans les forêts tropicales s'emmêlent des plantes étranges et magiques.

Lorsque, d'un pinceau fin, on les dessine c'est toujours avec une stupéfaction admirative.

La diversité, l'harmonie, l'immense gamme des couleurs font naître une émotion qu'il est extrêmement important de partager.

Joie de partager les dons des plantes, leur beauté, leur sourire, leur tendresse. Joie de respirer leurs parfums subtils et troublants.

Joie de croquer les petites salades de printemps ramassées au gré de promenades vagabondes. Joie de savourer les fruits et de cuisiner les légumes. Joie d'apprendre à connaître les vertus des simples.

Bonheur enfin de découvertes partagées.

N'hésitez pas à profiter des dons des plantes, elles aiment cela. Si elles fleurissent, c'est pour vous. Si elles embaument c'est pour vous. Si elles sont bonnes à déguster, cueillez-les. Portez des fleurs en colliers. Fleurissez et parfumez vos maisons.

Rappelez-vous l'histoire de *Tistou les pouces verts,* ce livre exquis de Maurice Druon*. Des doigts magiques de l'enfant-ange naissent des fleurs aux fenêtres de la prison du village de Mirepoil. *J'ai découvert quelque chose d'extraordinaire, dit Tistou à voix très basse ; les fleurs empêchent le mal de passer.* Puis c'est dans une chambre d'hôpital que fleurissent des narcisses, des pervenches et une rose vivante qui redonnent le goût de vivre à une petite fille malade. Le zoo lui aussi se couvre de fleurs nées de graines tropicales transportées par les animaux dans leur fourrure. Mais le miracle des pouces verts de

Tistou, pour empêcher la guerre entre les Vasys et les Vatens, fut de neutraliser les armes grâce à l'envahissement de plantes collantes et rampantes. Et les canons ne purent que tirer des fleurs ...

Le don des plantes, à côté de la beauté, du bien-être, de la séduction, c'est aussi l'harmonie et la paix.

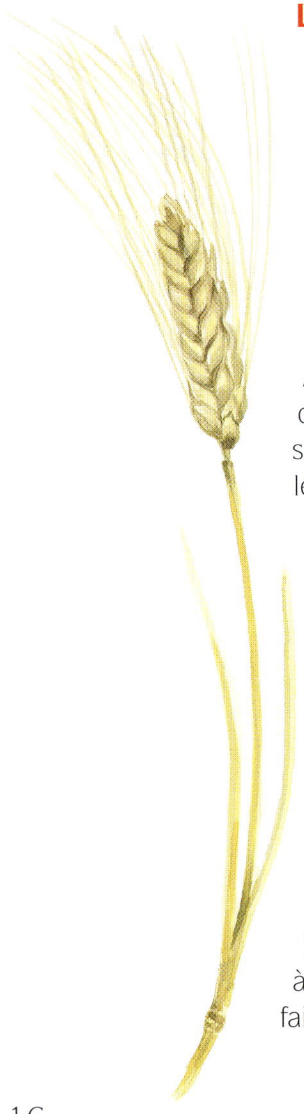

La plante et ses richesses

Il n'est pas une plante sur notre Terre qui ne soit utile dans sa richesse infinie. Toute plante puise sa sève, sa puissance, ses vertus dans les quatre éléments, la Terre, l'Eau, l'Air et le Feu, indissociables de la vie.

Notre Terre nous porte et nous supporte, étranges humains bien inconscients. Les plantes s'y accrochent, y puisent leur nourriture, s'adaptent aux différents milieux, se gorgent de vie au fil des saisons. Terre, mère et protectrice à la fois.

Adam, le premier homme de la Bible, dans la traduction d'André Chouraqui*, est appelé « le glaiseux ». L'image est superbe, la vie dans son évolution et la terre nourricière vont le modeler.

Il est une autre image merveilleuse qui symbolise la magie de la terre et sa fécondité, c'est « Osiris verdissant ». Dans la tradition égyptienne antique il était de coutume de modeler, à l'image d'Osiris, des statuettes de limon, plus ou moins grandes, et de les ensemencer de graines. Naissait alors un corps végétal, symbole de la vie toujours renouvelée.

La tradition de la germination des lentilles ou de blé, dans du coton humide, qui participe à la fête de la naissance divine de Noël, garde dans sa mémoire profonde le souvenir de la résurrection d'Osiris.

Mais la terre sans eau est désespérément stérile. L'Eau est à l'origine de la vie. Notre corps est fait d'eau. Pluies bienfaisantes, orages féconds, étangs fleuris, rivières qui chantent, océans profonds et troublants. Terre et Eau forment la plus extraordinaire alliance au cœur de l'Univers, dans une complicité admirable.

L'Air c'est la respiration de la vie, même si parfois les vents déchaînés broient et tuent.

Le Feu, c'est notre soleil sans qui aucune vie ne serait possible. C'est la chaleur, la lumière, mais aussi la violence. Si la Lune et ses mystères ne font pas partie des quatre éléments, elle est maîtresse des rythmes de la vie.

Ce qui est fascinant c'est que les plantes, reliquaires des mémoires de la vie, si elles sont généreuses, cachent subtilement leurs offrandes et nous posent le problème de leur découverte.

Où chercher leurs secrets ?

Que vont nous offrir les feuilles et les fleurs, les fruits et les graines, les tiges et les écorces, les racines aussi ?

Chaque partie d'une plante, création unique, possède des propriétés spécifiques. La plante est facétieuse. Il nous faut l'apprivoiser pour obtenir ses secrets.

Comment profiter des bienfaits de la plante

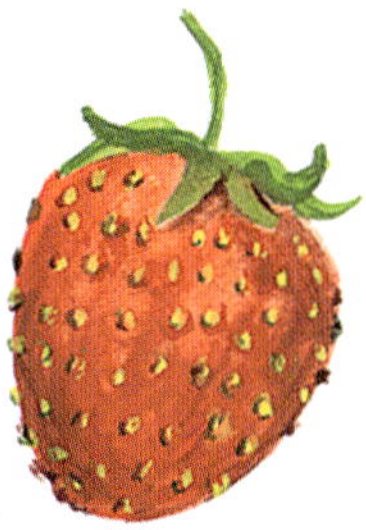

Certaines plantes peuvent être utilisées directement. D'autres ont besoin de l'aide de l'eau, de l'huile, de l'alcool ou du feu pour offrir leurs vertus.

La plante nature

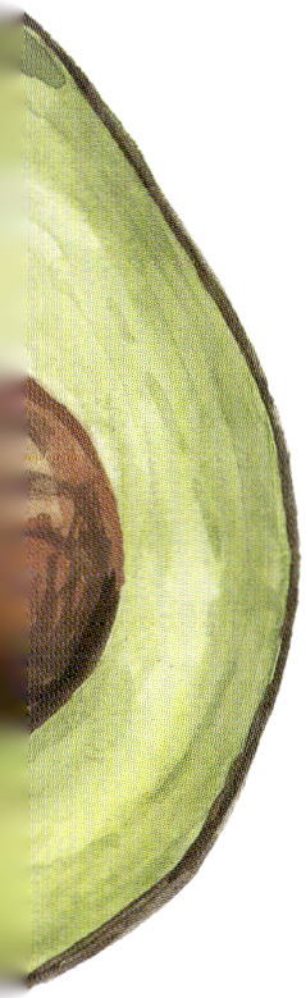

C'est, par exemple, la fraise, qui, écrasée sur le visage, devient un exquis masque beauté, ou bien le concombre, l'avocat...

C'est aussi le cas des feuilles séchées et réduites en poudre comme celles du henné pour des teintures-parures, ou celles de la sauge et du thym pour dentifrices et soins des cheveux.

Les plantes fraîches, les fruits et les légumes offrent leurs bienfaits par simple extraction de leur jus.

La fleur, bijou ou parure, est bénéfique dans son contact avec le corps et les bouquets enchantent les tables et les maisons de leur poésie bienfaisante.

Infusions et macérations

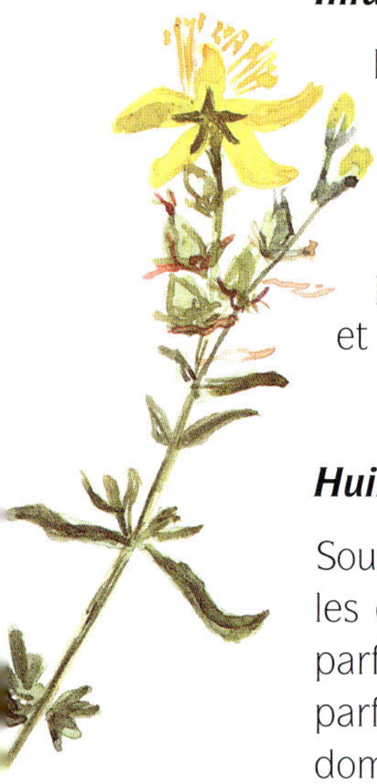

Il y a tout d'abord l'eau pour des infusions de fleurs et de feuilles qui deviendront des lotions pour la peau, les cheveux...

Il y a l'huile, le vinaigre, l'alcool pour des macérations où les plantes libèrent leurs propriétés, huile de millepertuis et de carotte pour soins de la peau, vinaigre et alcool de lavande pour frictions et lotions.

Huiles essentielles

Sous l'action du soleil ce sont les fleurs, les feuilles, les tiges mais aussi les écorces, les aiguilles, les fruits, les semences qui fabriquent les parfums au cœur de leurs cellules. Certaines plantes ont plus de parfum que d'autres. Certaines familles sont spécialisées dans ce domaine.

Quand on respire le parfum d'une fleur, d'une plante, notre nez est touché mais aussi notre corps et notre cœur. Certains parfums nous font respirer, nous font sentir large et vaste comme le monde, nous font sentir grand et solidement planté droit entre le ciel et la terre. D'autres nous allègent, nous calment, nous apaisent, ou nous revitalisent et nous rappellent des souvenirs.

Les hommes ont appris à recueillir et à conserver les parfums des plantes qui les offrent avec largesse, pour en goûter les vertus, la vitalité, les senteurs, soigner le corps et l'esprit, éclairer la beauté.

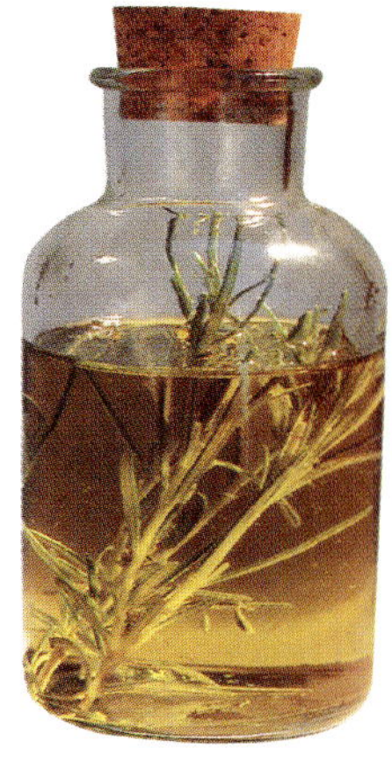

Pour aller chercher ce parfum au plus profond de la plante, avec toutes ses richesses, il faut le feu, l'eau et l'alambic. Le feu chauffe l'eau et la transforme en vapeur forte et douce qui cueille le parfum sans le casser et l'entraîne à l'extérieur de la plante. La vapeur purifiée, se refroidit, le parfum s'en sépare, se repose sur l'eau. C'est un liquide un peu huileux, plus ou moins épais, souvent transparent. Il a nom d'*huile essentielle*.

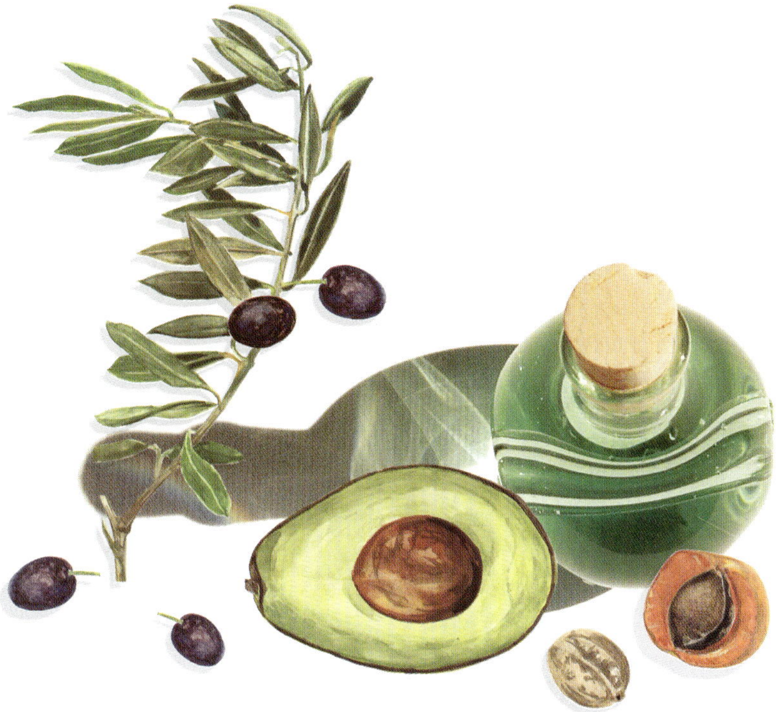

On recueille aussi l'eau très riche, qui contient les principes de la plante solubles dans l'eau et des particules très fines d'huile essentielle en suspension. C'est l'hydrolat, appelé aussi « eau florale ». Cette séparation s'appelle distillation à la vapeur d'eau et se fait dans un alambic.

Chaque distillation demande au distillateur respect de la plante et écoute attentive du processus, pour recueillir au mieux tous les principes actifs.

Il a fallu jusqu'à des centaines de kilos de plantes pour recueillir ce liquide odorant et ces eaux florales riches de mille vertus. En exemple, il faut 100 kilos de lavande pour 1 kilo d'huile essentielle, 4 tonnes de pétales de roses pour 1 kilo d'huile essentielle et 1 tonne de camomille pour 1 kilo d'huile essentielle.

Pour les agrumes, citrons, oranges… on recueille les huiles essentielles des zestes, à froid, par expression mécanique, le grattage.

Les huiles végétales

C'est le miracle de l'écrasement par pression des graines qui prodigueront des huiles nourricières. Après la fleur et le fruit vient la graine, reliquaire d'espérance de vie. Son huile est soleil devenu matière.

Huile qui nourrit et soigne les sportifs, Saint-Chrème béni du baptême, médiateur de communication avec l'Esprit, huile parfumée de Marie-Madeleine, huile des embaumements, huile qui rend doux, chauds et brillants les bois précieux. Dans toutes les traditions, vieilles comme le monde, l'huile est mystère sacré de la vie.

Toutes les plantes créent leur huile et marquent ainsi dans un épanouissement intérieur l'accomplissement de leurs vies, gardant la mémoire de leur avenir. En faisant sa graine, la plante termine son cycle de reproduction. Elle y concentre énergie et nourriture dans une attente patiente de germination et d'éclosion.

L'homme des temps immémoriaux a goûté les graines, d'abord en les cassant avec les dents, puis en utilisant les pierres et enfin le pilon et la meule. Puis naquirent les moulins et les huileries industrielles.

Toutes les graines contiennent de l'huile, mais elles sont plus ou moins généreuses. L'homme a su choisir les plantes qui lui offrent une huile abondante aux propriétés gustatives et nutritives.

Seule une simple pression à froid des graines ou des fruits à huile permet d'obtenir une huile vivante dont les vertus ont été préservées. Huile vivante pour la cuisine qui permet de jouer avec les saveurs, huile bienfaisante pour la nourriture de la peau, huile, enfin, médiateur de la tendresse du toucher.

Nos avons choisi des recettes simples, odorantes, délicieuses pour votre plaisir, mais auparavant nous allons offrir à votre regard l'herbier des plantes que nous aimons.

Nous les avons dessinées avec toute la tendresse due à des amies très chères.

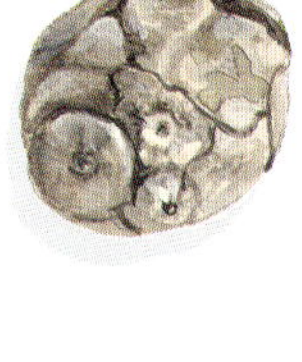

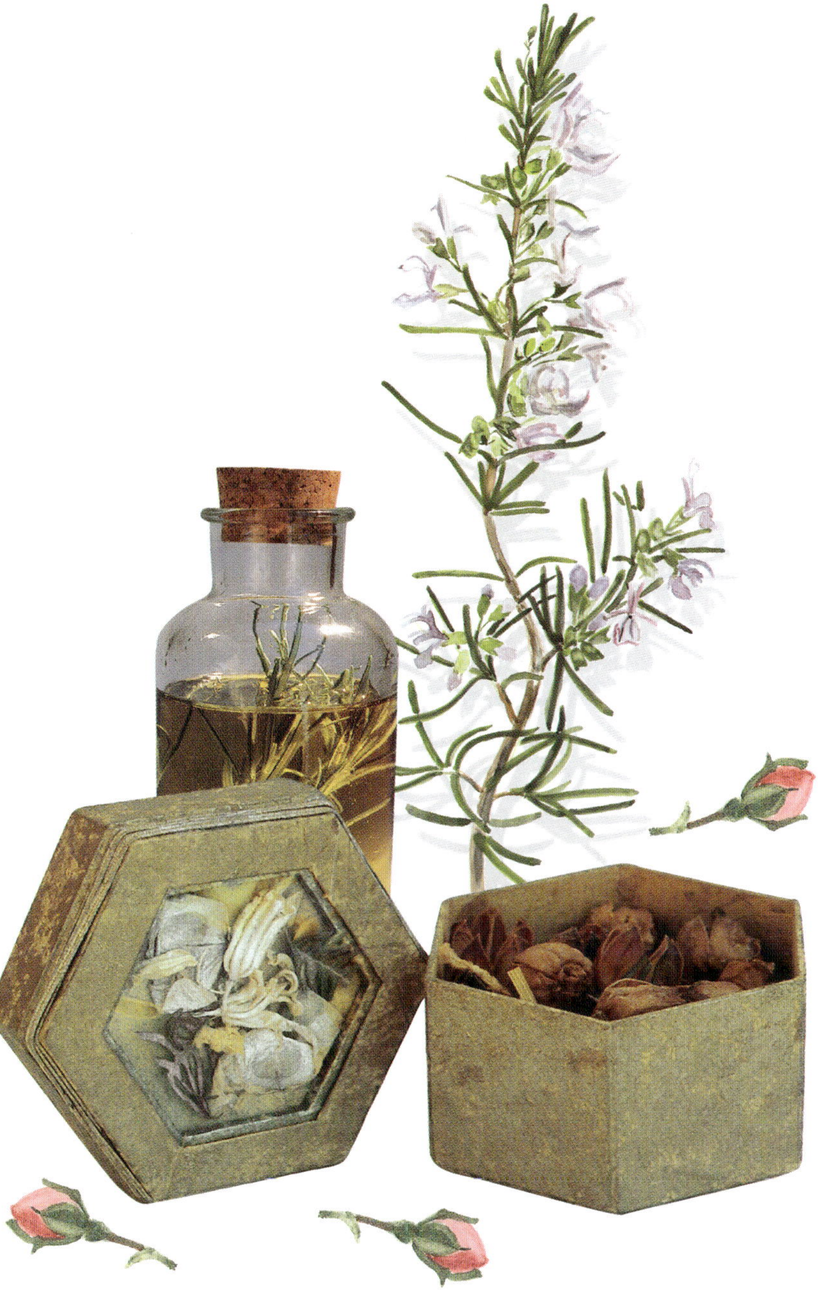

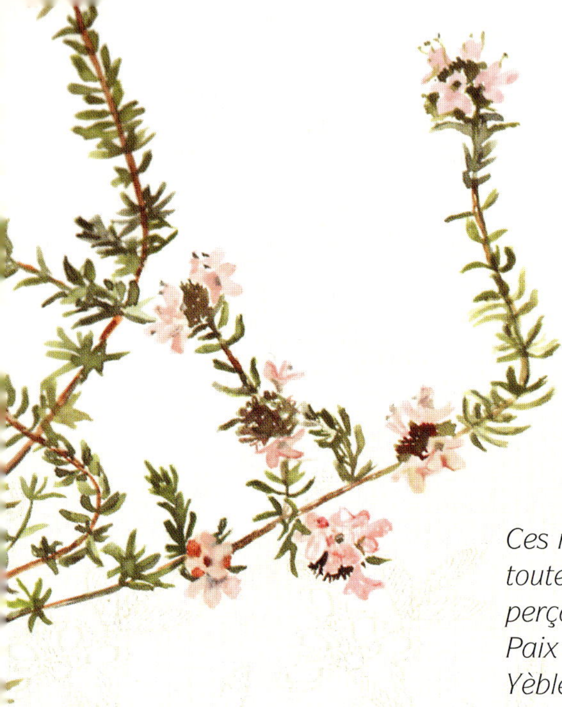

Ces mille fleurs épanouies
toutes couleurs, comme prunelles,
perçant les prés à merveilles.
Paix des jardins parfumés,
Yèble, aneth, endymion,
silence de fête et de feuillée,
Au vent tourterelles et paons noirs.

*Jean Lestavel**

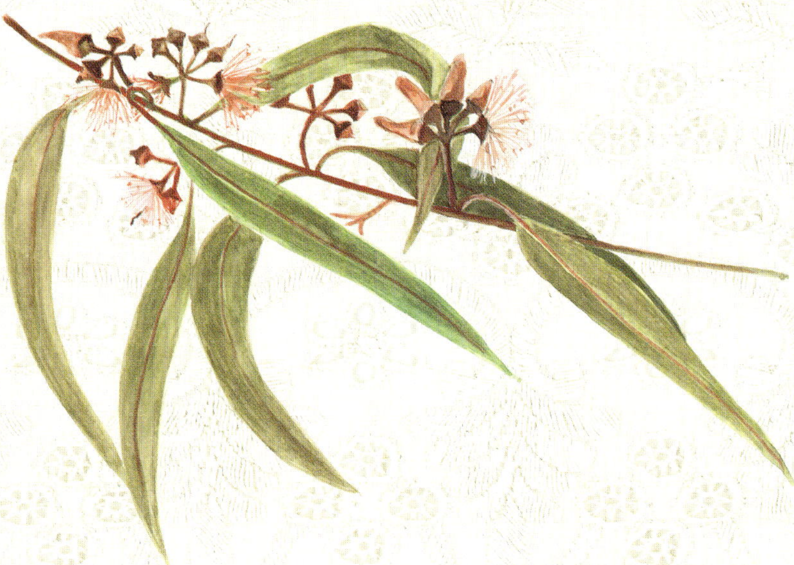

L'Herbier de beauté

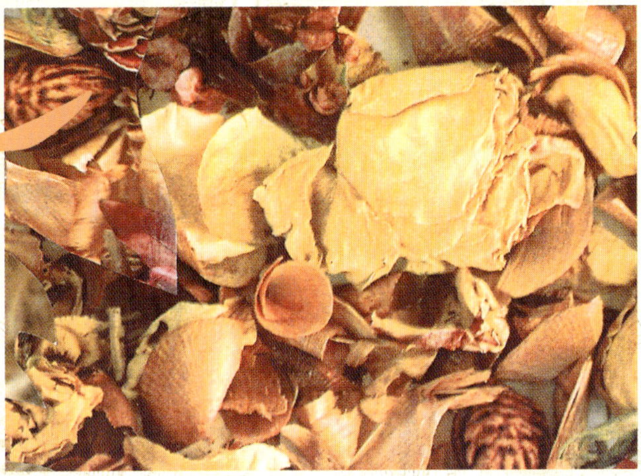

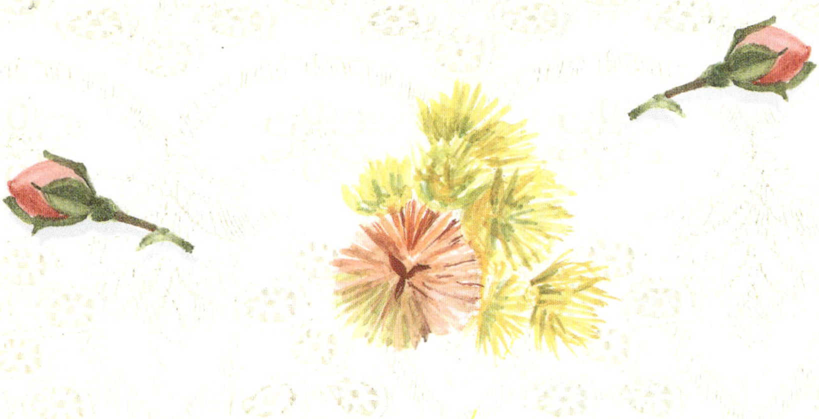

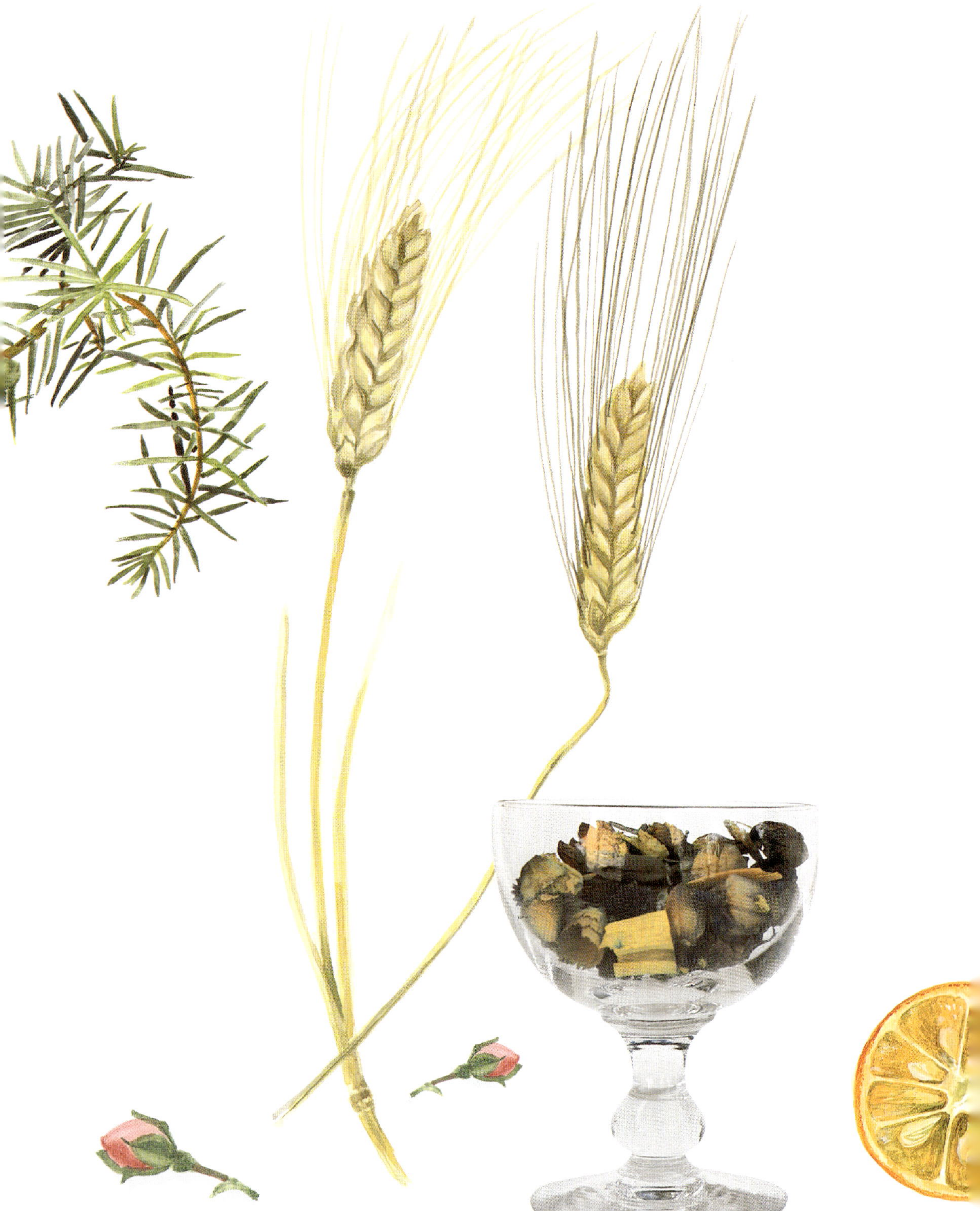

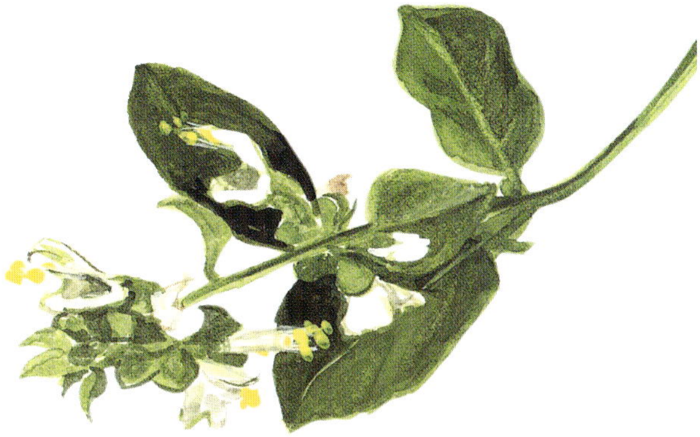

Sentir un parfum nous touche infiniment. Apprivoiser la complexité et la beauté des fleurs, des feuilles, des tiges, des fruits, des racines, est un plaisir toujours renouvelé.

Il existe une variété incroyable de plantes odorantes et bénéfiques. Leurs noms nous font rêver.

Le choix des plantes que nous avons fait pour vous est empli de notre tendresse. Nous les avons tout simplement classées par ordre alphabétique quel que soit leur usage.

Outre quelques petites notes de botanique et d'histoire, nous vous familiariserons avec leurs vertus et leurs utilisations.

Abricot *(**Prunus armeniaca,** Famille des Rosacées)*

Ce joli fruit doré, velouté et parfumé, que l'on trouve au début de l'été, offre ses vertus à la beauté.

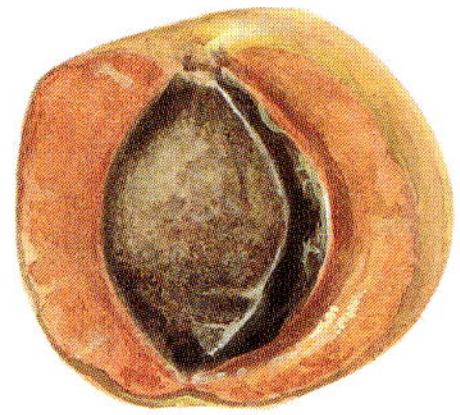

Sa pulpe, nourrissante et adoucissante, riche en carotène est utilisée nature, crue ou cuite, en masque pour le visage.

L'huile, que donne son noyau, est fluide, pénétrante, peu grasse. Elle a une petite odeur d'amande amère. C'est une excellente huile de beauté, revitalisante et une bonne base pour les massages

Nos recettes aux chapitres des massages et du visage.

Amande *(**Amygdalus communis,** Famille des Rosacées)*

D'origine grecque l'amandier fut introduit en France vers 1540, dans les régions méditerranéennes. C'est un arbre très symbolique et rien n'est plus beau qu'un verger d'amandiers en fleurs.

Le fruit est une drupe, vert clair et veloutée, renfermant généralement une seule graine, l'amande, (double elle est magique), riche en minéraux (calcium, phosphore, soufre, fer...) et en vitamines (A et E). « Qui mange 3 amandes par jour gardera des os vigoureux ». Très nutritive, on en extrait le lait et surtout l'huile d'amande douce d'un jaune léger et d'une saveur délicate et raffinée. Elle est très utilisée pour les bébés dont elle calme les irritations.

C'est un très bon support aux essences parfumées. Un seul souci, l'huile d'amande douce se conserve moins bien que la plupart des autres huiles.

Nos recettes au chapitre du visage.

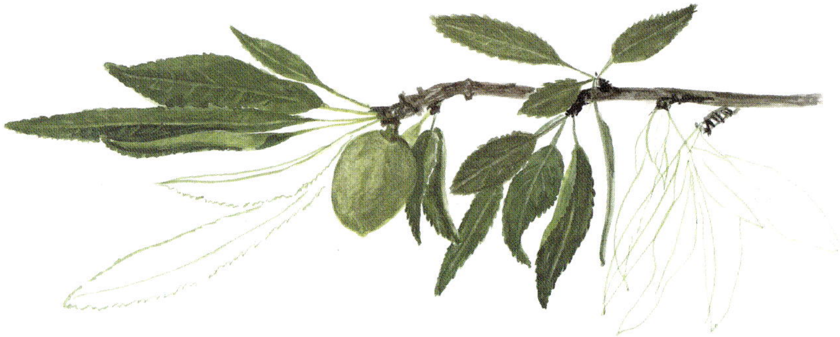

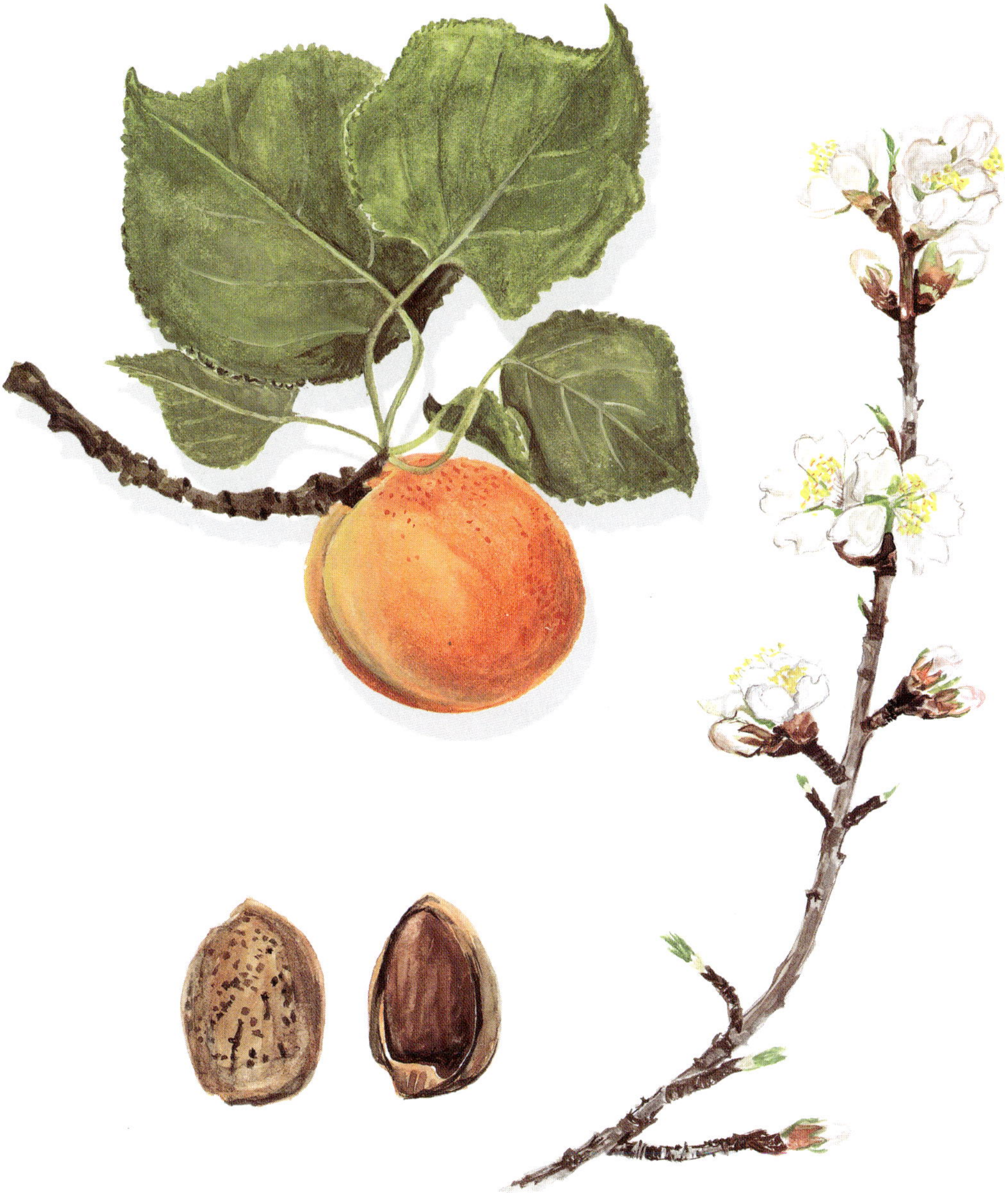

Arganier (***Argania sideroxylon,*** *Famille des Sapotacées*).

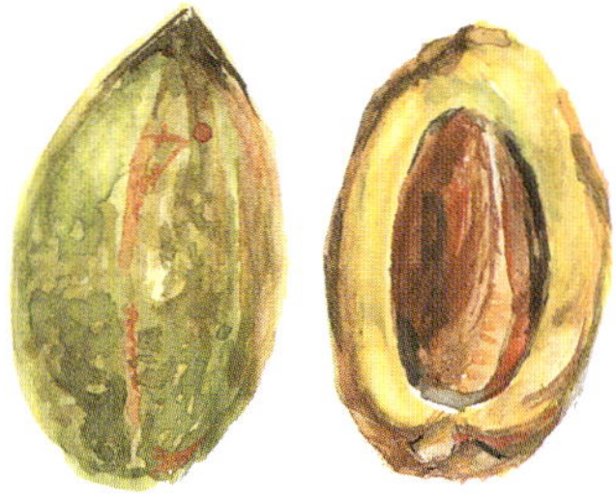

L'arganier est un arbre épineux qui pousse dans la région aride d'Agadir et Essaouira dans le Sud-Ouest du Maroc. Toutes les parties sont utilisées, le bois pour le chauffage, les feuilles et les fruits, sorte d'olives très dures qui ne sont comestibles que pour les chèvres et enfin les noyaux que les chèvres rejettent et qui offrent une amande dont l'huile culinaire au goût de noisette est particulièrement légère et exceptionnelle.

Son intérêt réside dans deux éléments très importants. Sa richesse en vitamines E en fait une des principales huiles anti-oxydantes. L'huile d'argan est donc conseillée pour les peaux très desséchées ou simplement qui prennent de l'âge.

Le second élément intéressant est la présence d'insaponifiables équivalant à ceux de l'huile d'avocat, qui ont un rôle restructurant. L'huile d'argan est la seule à offrir cette double action. Un vaste projet de valorisation des arganeraies est en cours.

Un flacon d'huile d'argan est un joli cadeau.

Nos recettes aux chapitres du visage, des dents et des parures odorantes.

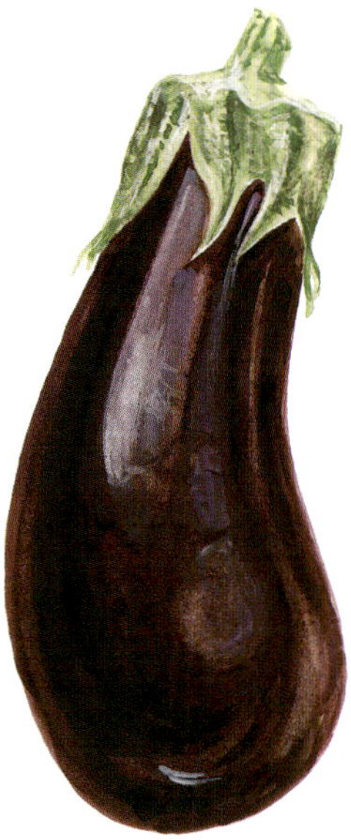

Aubergine (***Solanum melongena,*** *Famille des Solanacées*)

Ne vous étonnez pas de rencontrer ici l'aubergine que l'on connaît mieux pour des bonheurs culinaires. Elle aide aussi au bon fonctionnement du foie. Sa pulpe adoucissante est intéressante pour le visage.

Nos recettes au chapitre du visage.

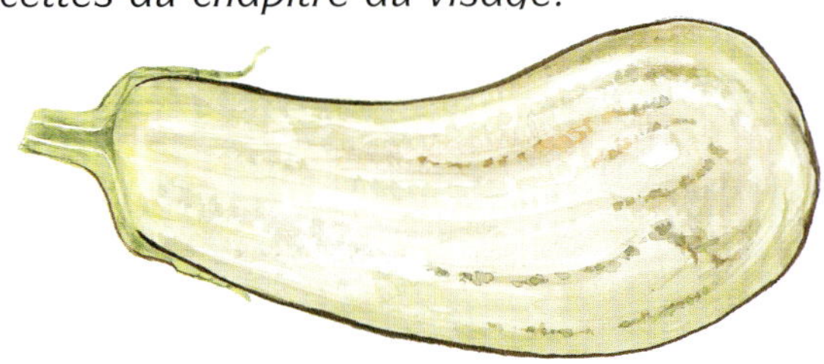

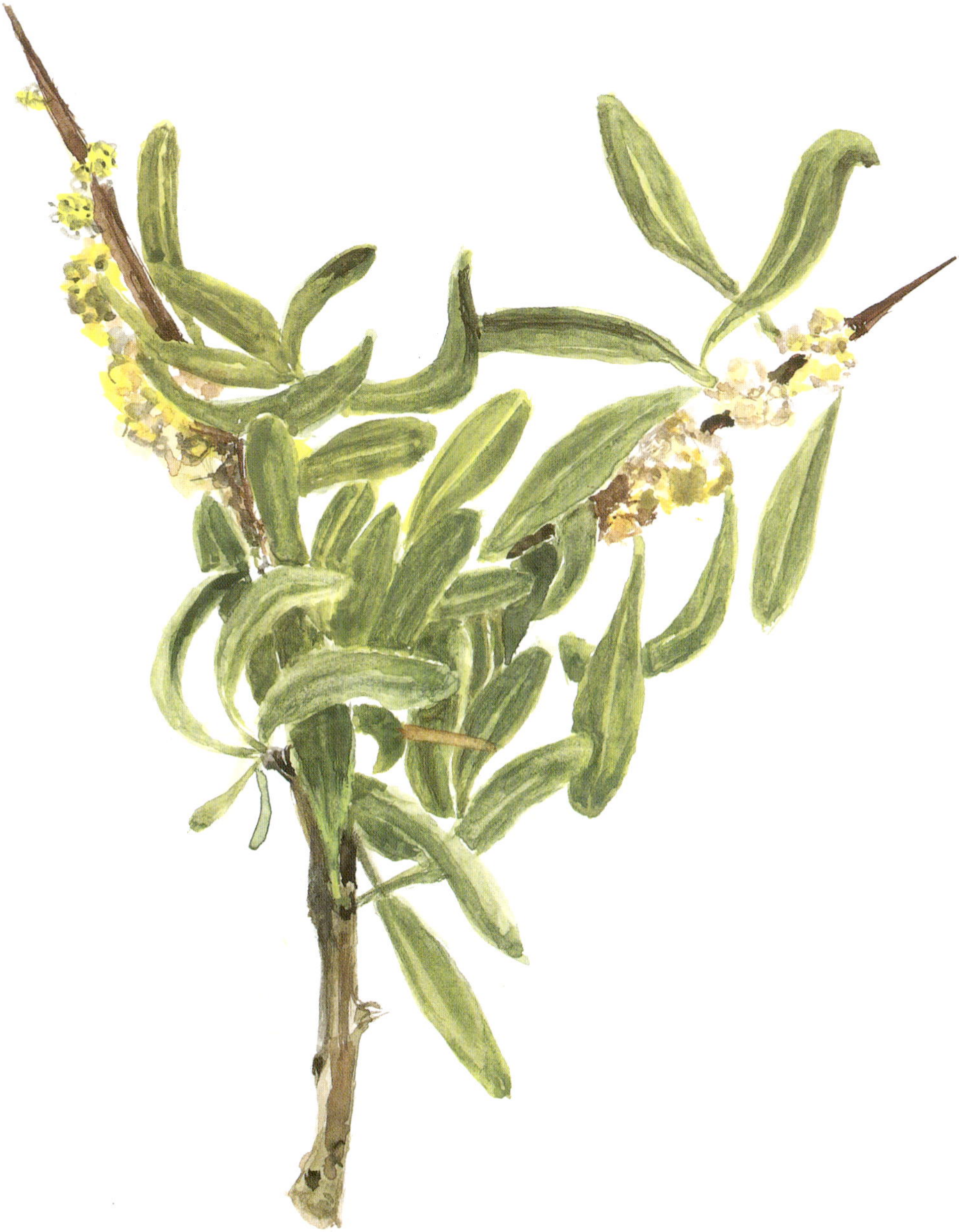

Avocat *(**Persea gratissima,** Famille des Lauracées)*

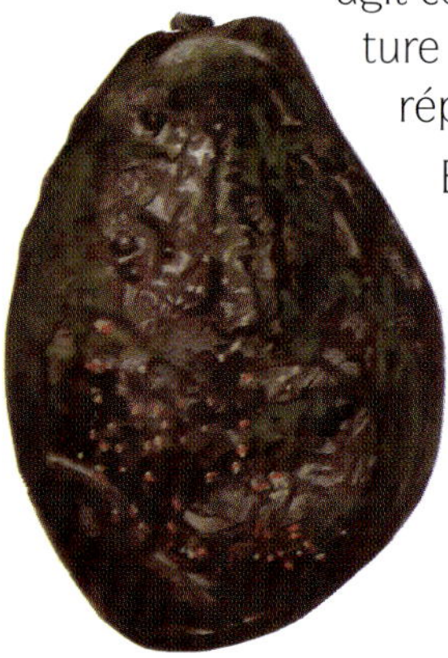

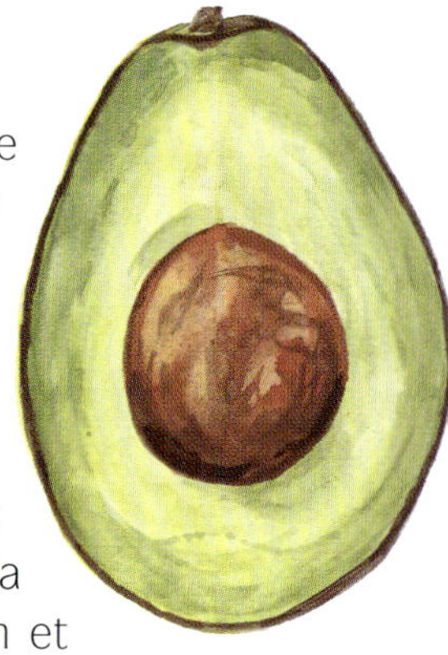

Ce fruit très riche en vitamines A, B et D nous offre sa pulpe et son huile. Celle-ci est épaisse, de couleur vert brun. Elle agit contre le vieillissement. Elle tonifie, assouplit et restructure l'épiderme, stimule le cuir chevelu. Protectrice, elle répare les peaux sèches et les peaux fatiguées.

Bien avant l'arrivée des conquistadores espagnols, les Amérindiens et Aztèques d'Amérique du Sud et d'Amérique centrale employaient communément la chair du fruit de l'avocatier dans leur alimentation et pour protéger leur peau des vents desséchants. Ils l'appliquaient sur leur chevelure pour en favoriser la pousse.

Nos recettes au chapitre du visage.

Banane *(**Musa paradisiaca,** Famille des Musacées)*

Peut-être ne savez-vous pas que le bananier est une herbe ! C'est, en Martinique, l'*Herbe géante du Paradis*. Il existe environ 300 variétés de bananes, légumes et fruits.

Nous utilisons la banane la plus courante que nous pouvons acheter chez tous les marchands de fruits et légumes, et c'est sa pulpe qui nous intéresse.

Nos recettes au chapitre du visage.

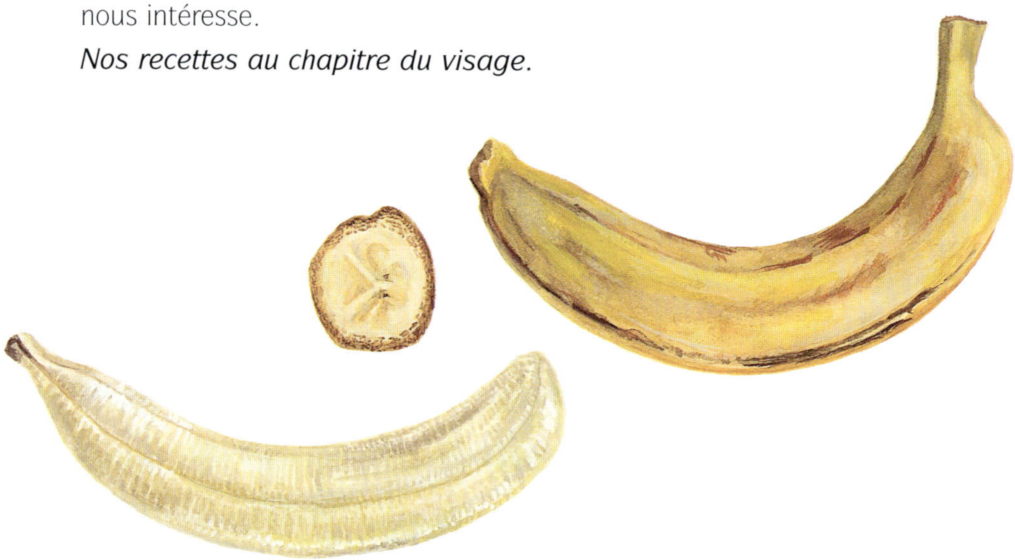

Bardane (***Arctium lappa***, *Famille des Asteracées = Composées)*

On lui donne de nombreux noms plus ou moins poétiques, **bouillon noir, glouteron, herbe aux pouilleux**. C'est une plante volumineuse qui n'a pas peur des terrains vagues et des décombres.

Ses fleurs, d'un beau rose violacé, sont munies de petits crochets. Qui n'a jamais joué à les lancer sur les vêtements et même les cheveux où elles s'accrochent !

Très populaire autrefois, elle guérit les maladies de peau grâce à ses propriétés bactéricides et cicatrisantes. Elle est excellente sur l'acné et les furoncles.

On emploie les feuilles en cataplasmes et la racine en décoction et macérat alcoolique.

Nos recettes au chapitre des cheveux.

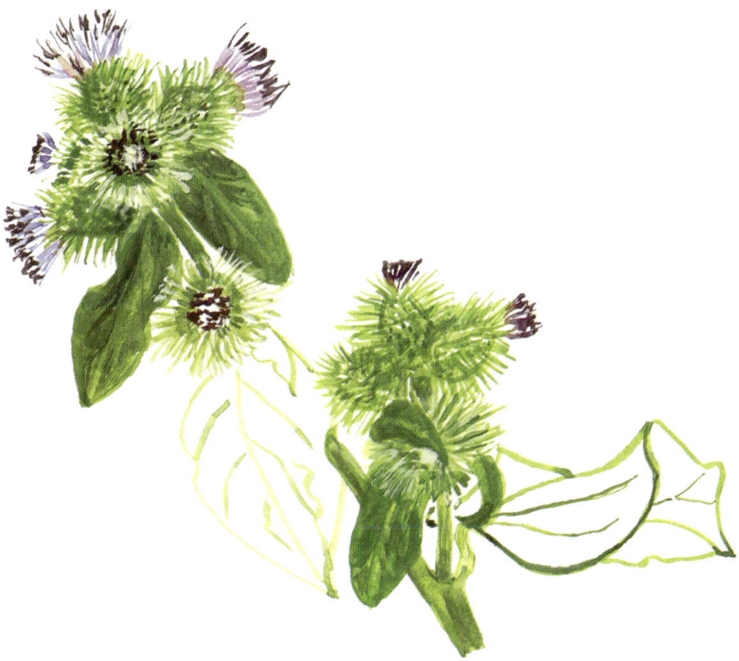

Basilic (***Ocimum basilicum,*** *Famille des Lamiacées = Labiées)*

C'est aussi **l'oranger des savetiers, l'herbe royale**, consacré à Vichnou chez les hindous.

Connu comme condiment dans la cuisine provençale, son huile essentielle tirée des feuilles donne joie et vitalité. Il a, entre autres, une action sur la digestion et le système nerveux et son parfum chasse les idées sombres. Les infusions de feuilles sont excellentes pour le bain. L'huile essentielle est particulièrement épanouissante.

Nos recettes aux chapitres des bains, des frictions et des pieds.

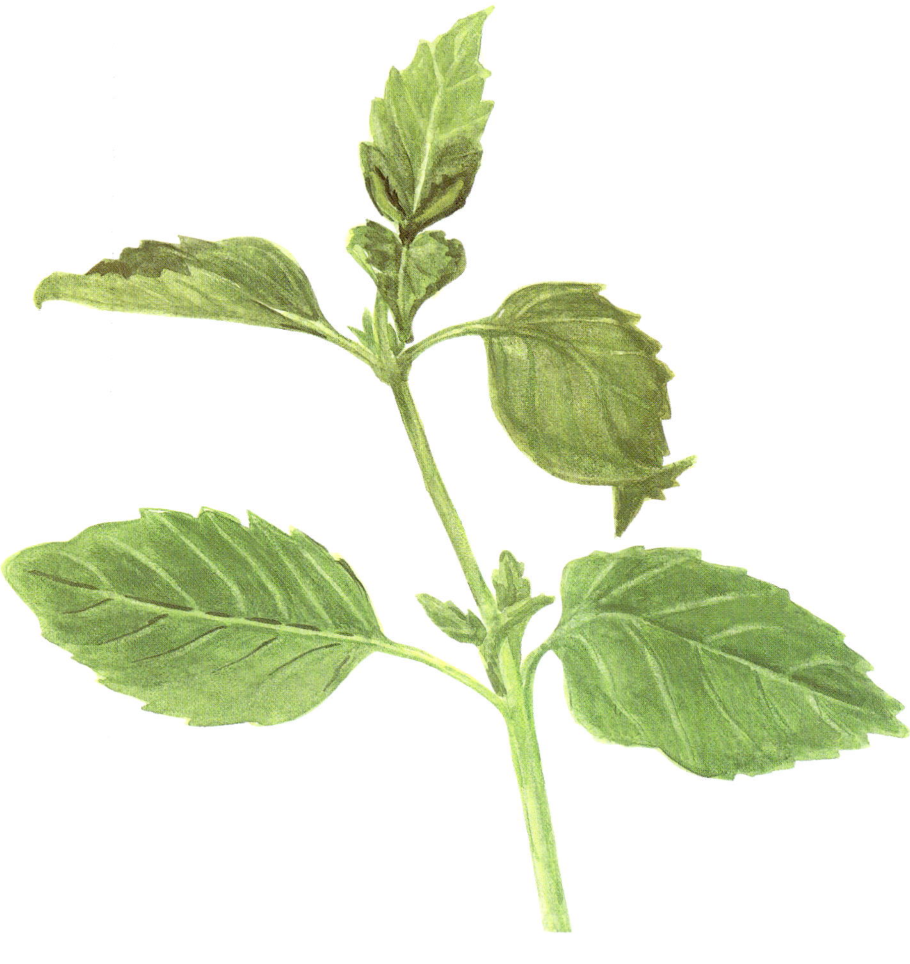

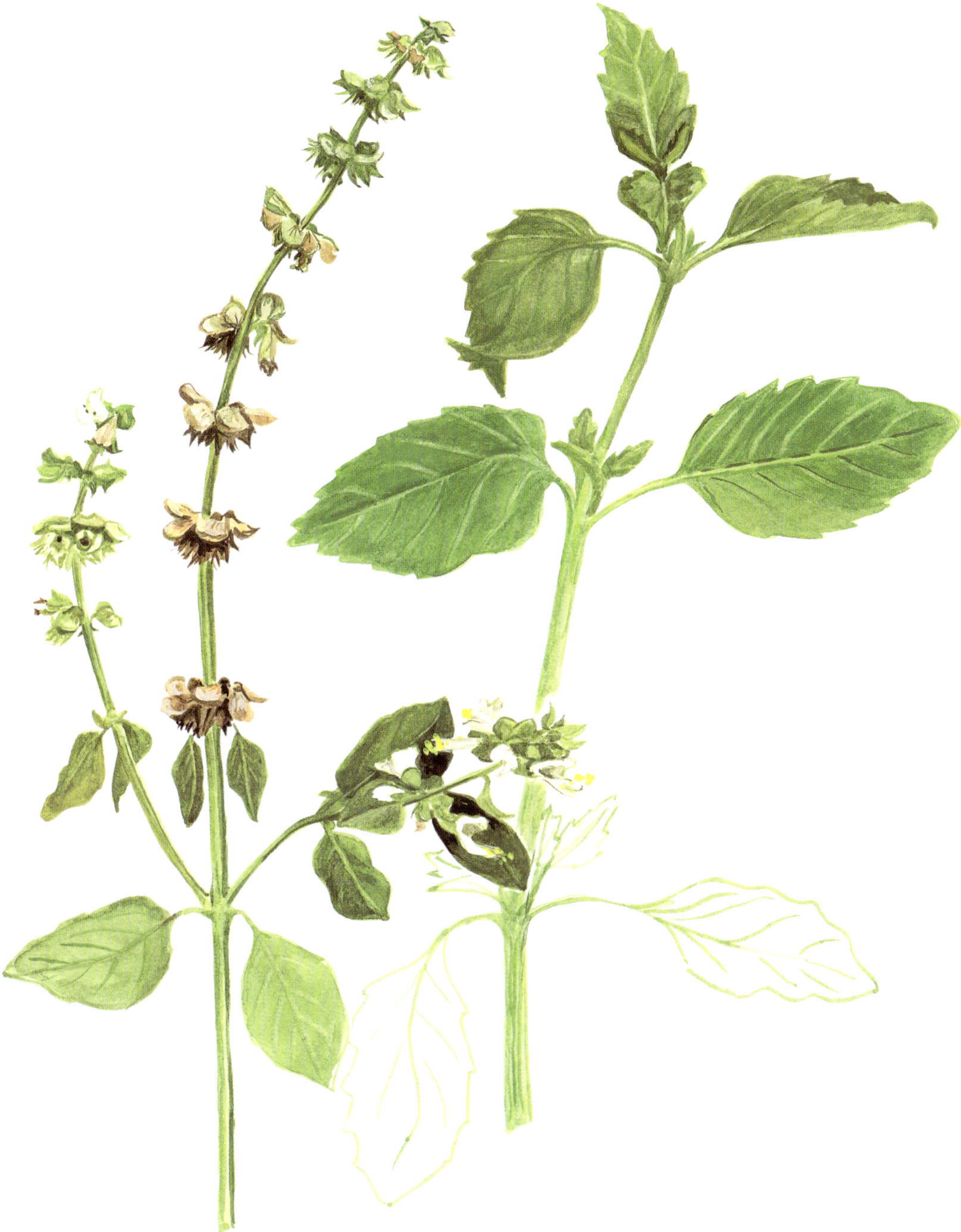

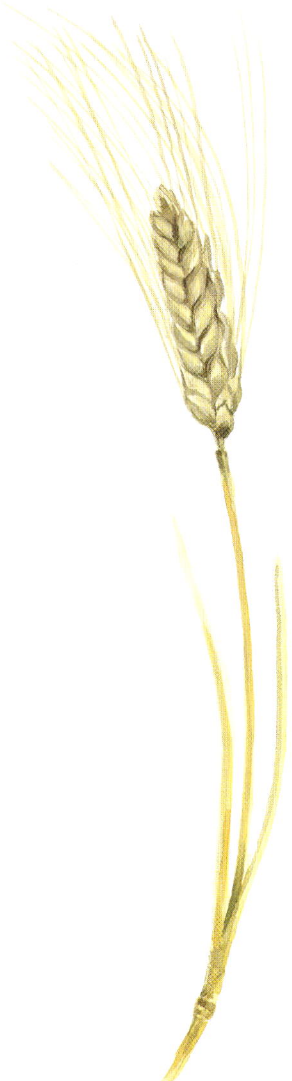

Blé *(**Triticum vulgare,** Famille des Poacées = Graminées)*

Dans la mythologie le blé était consacré à la déesse Deméter, déesse de la fécondité. L'huile est extraite du germe de blé. Elle est épaisse, d'une couleur jaune roux avec une odeur de farine de froment.

Particulièrement riche en vitamines E et A, elle est nourrissante, hydratante et rajeunissante pour la peau.

L'amidon des graines est adoucissant, rafraîchissant et calmant.

Nos recettes aux chapitres des bains, du visage, des cheveux et des mains.

Bleuet *(**Centaurea cyanus**, Famille des Asteracées = Composées)*

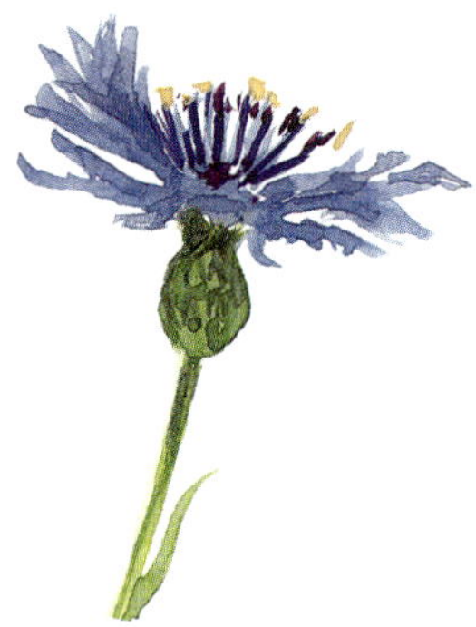

Il est tellement rare aujourd'hui de rencontrer un champ de blé parsemé de bleuets, que l'on se réjouit joyeusement quand on voit onduler les épis, juste avant que passe la faucheuse. Marguerites, coquelicots et bleuets participaient autrefois à la symbolique de la France.

Appelé aussi **casse-lunette**, ses vertus pour les yeux et les paupières sont connues.

Nos recettes aux chapitres du visage, des yeux et des cheveux.

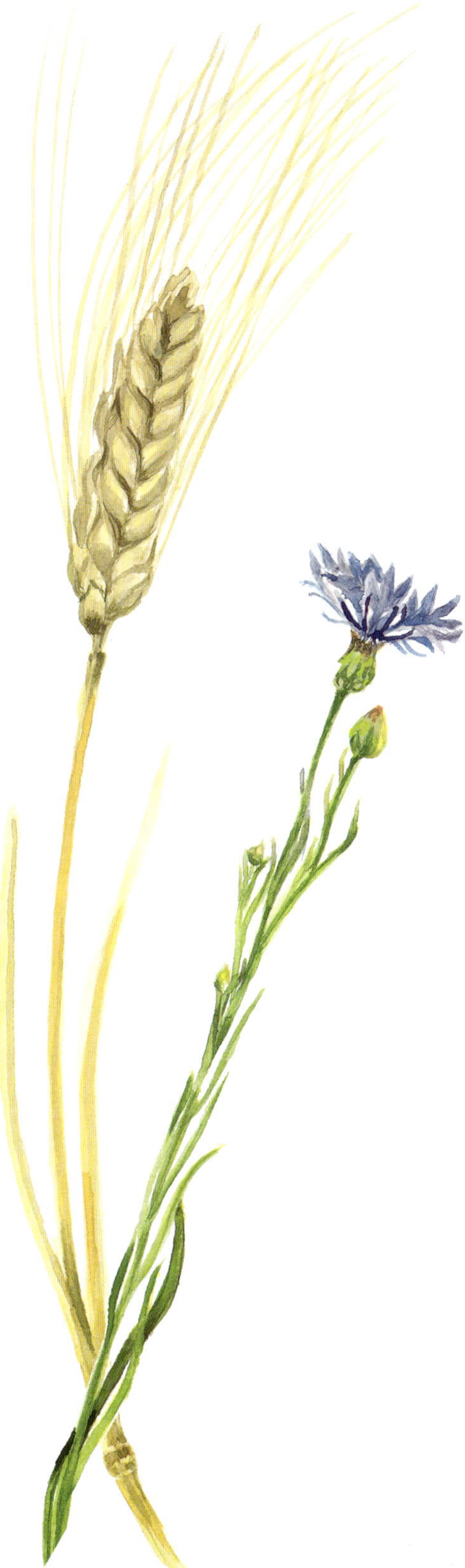

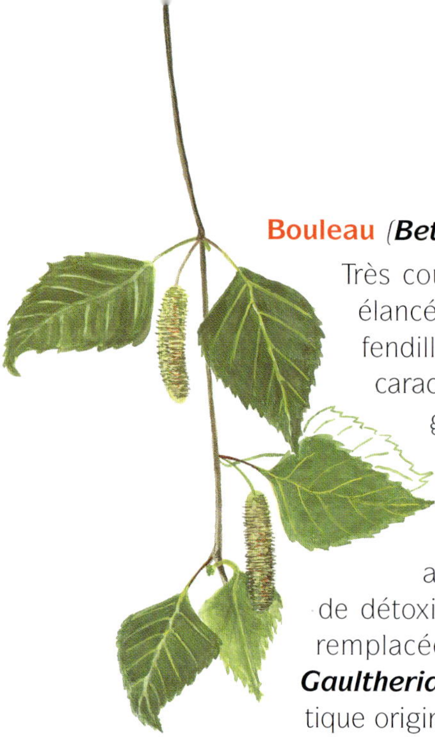

Bouleau *(**Betula lenta,** Famille des Bétulacées)*

Très courant en Europe et en Asie, c'est un arbre élancé et souple, à l'écorce blanche, argentée et fendillée. Celle-ci contient une huile dont l'odeur caractérise le « cuir de Russie ». On utilise bourgeons, feuilles, sève et huile essentielle pour leurs propriétés diurétiques et cicatrisantes.

L'huile essentielle est extraite de son bois. De couleur claire et d'odeur camphrée, elle a une action sur les articulations et des vertus de détoxication. Elle est parfois difficile à trouver et remplacée par l'huile essentielle des feuilles de la ***Gaultheria procumbens*** *(Wintergreen),* buisson aromatique originaire d'Amérique du Nord.

Nos recettes aux chapitres des dents, des cheveux et des pieds.

Bourrache *(**Borrago officinalis**, Famille des Borraginacées)*

Le nom de la bourrache dériverait, selon certains, de « abou-rach », nom arabe qui signifie « père de la sueur » et illustrerait la propriété sudorifique de la plante. Elle est sensée dissiper toute mélancolie et rendre l'homme « gai et joyeux ». Elle fleurit de mai à septembre.

Feuilles et fleurs, au goût de concombre et d'huître, enrichissent les salades de leur richesse en vitamine C et en potassium.

L'huile, très légère, extraite des graines, est particulièrement riche en acides gras poly-insaturés. Elle retarde vieillissement cutané, dessèchement et favorise souplesse et fermeté de la peau, sous forme de compléments alimentaires ou d'huile de soins.

C'est une huile fragile qui s'oxyde rapidement.

Nos recettes au chapitre du visage.

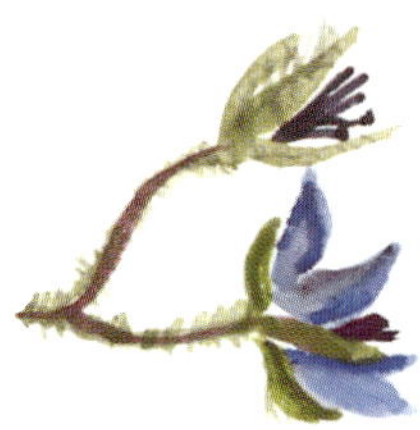

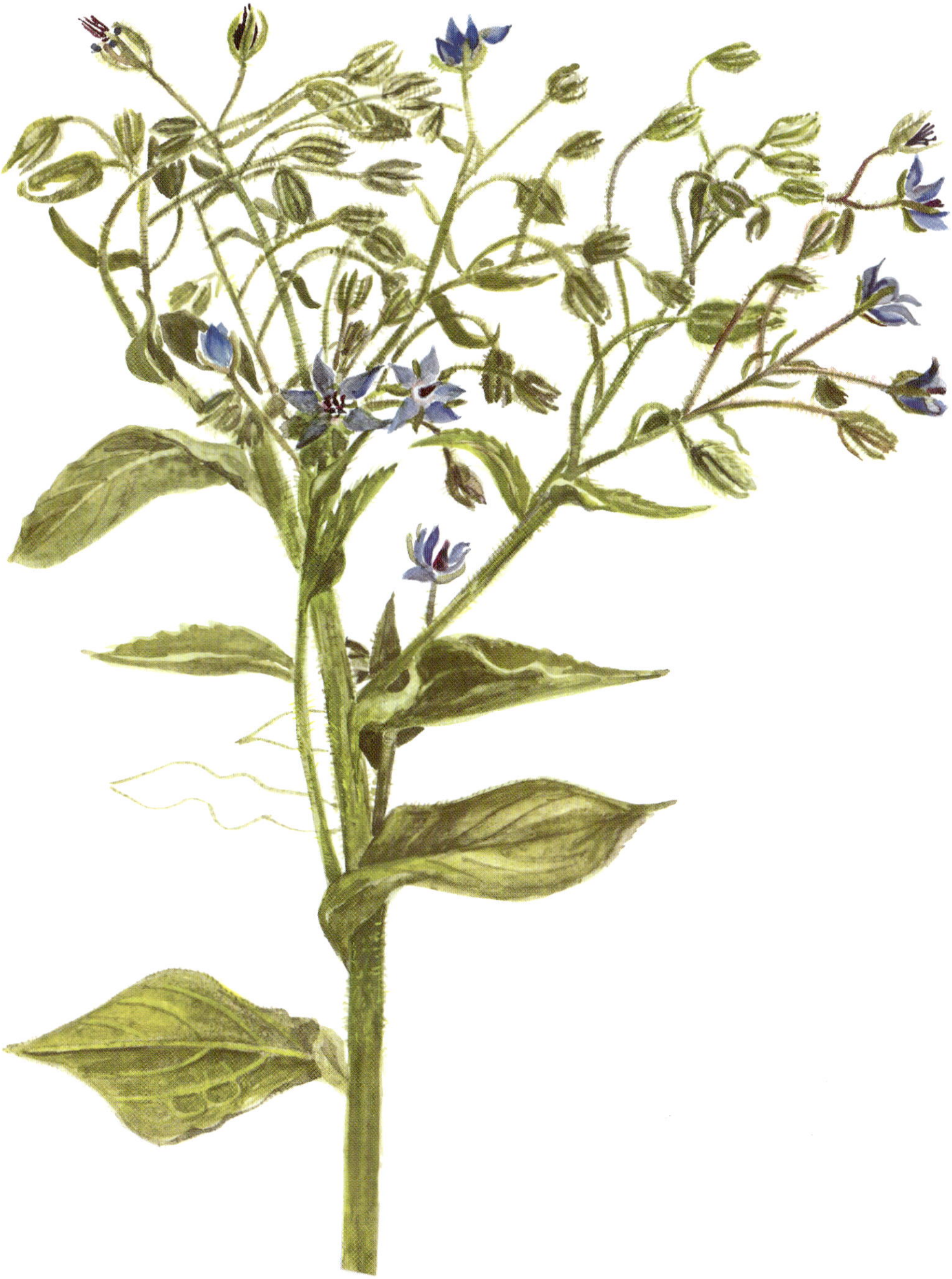

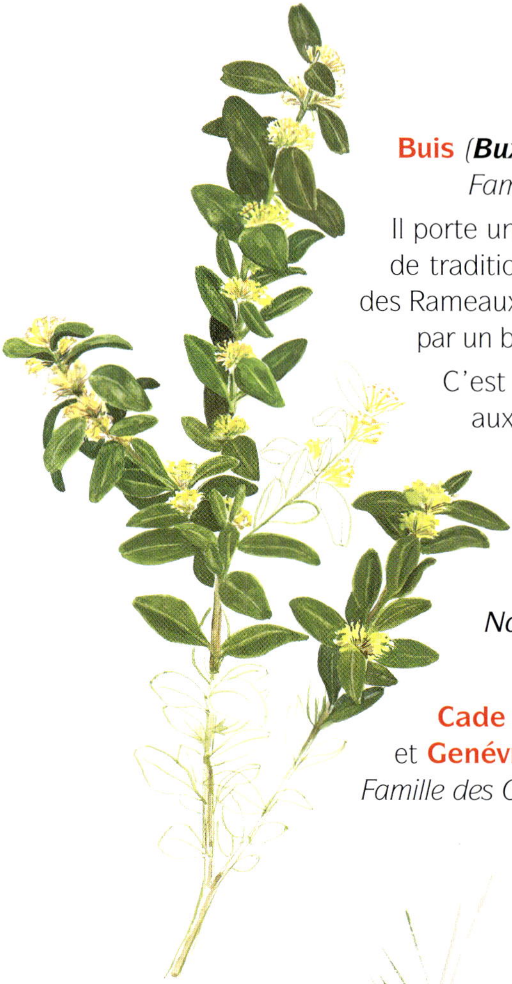

Buis (***Buxus sempervirens***,
Famille des Buxacées)

Il porte un autre nom, **buis béni**, et il est toujours de tradition de rapporter chez soi, après la messe des Rameaux, un brin de buis béni, remplacé souvent par un brin d'olivier dans les pays méditerranéens.

C'est un arbrisseau aux feuilles vert foncé et aux minuscules fleurs jaune verdâtre.

Par ses propriétés, il chasse la fièvre et les toxines, il fait couler la bile. Il libère les articulations et tonifie le cuir chevelu.

On utilise les feuilles.

Nos recettes au chapitre des cheveux.

Cade (***Juniperus oxycedrus***)
et **Genévrier commun** (***Juniperus communis***,
Famille des Cupressacées) sont regroupés à genévrier.

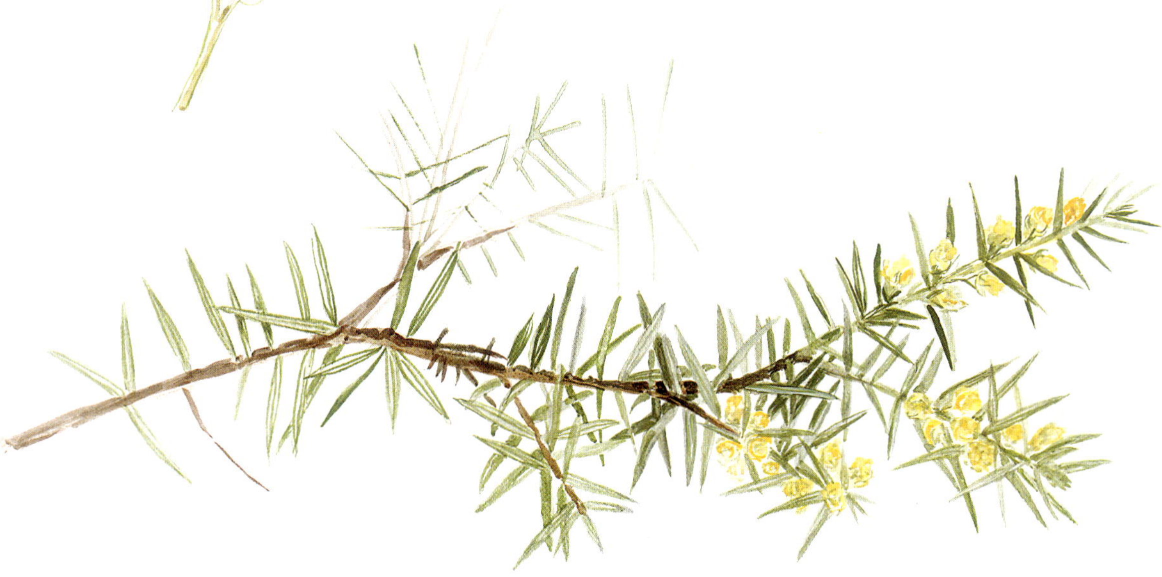

Camomille romaine ***(Anthemis nobilis)***

et **Camomille allemande** ***(Matriarca chamomilla,***
Famille des Asteracées = Composées)

De toutes les camomilles qui existent ce sont les seules officinales. Les propriétés de leurs fleurs en font des plantes que toutes les maisons gardent en réserve. Elles sont digestives, toniques, apéritives, calmantes et cicatrisantes. Elles fleurissent en juillet-août. Les fleurs odorantes sont doubles pour la camomille romaine et simples pour la camomille allemande.

En eau florale sur la peau, en infusion dans le bain et pour les cheveux clairs et les yeux, en sauna facial, elle s'utilise à toute les sauces !

L'huile essentielle de camomille est antispasmodique, anti-inflammatoire, anti-allergique et très apaisante.

Celle de la camomille romaine est jaune pâle, celle de la camomille allemande riche en azulène est bleue. Elles sont coûteuses.

L'huile de macération de fleurs de camomille décongestionne, apaise et adoucit.

Nos recettes aux chapitres des bains, du visage, des yeux et des cheveux.

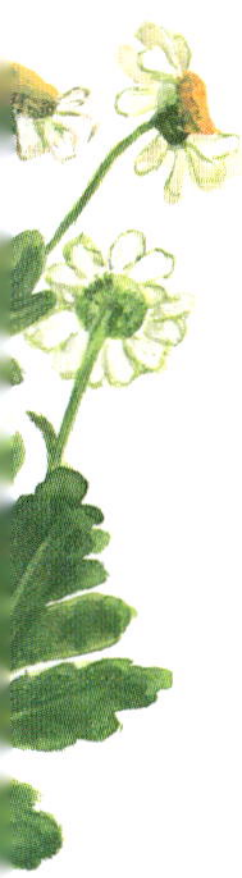

Cannelle ***(Cinnamomum zeylanicum,***
Famille des Lauracées)

La cannelle, une des épices les plus merveilleuses que nous connaissons, en l'honneur en Chine dès 2700 ans avant J.-C., est originaire de Ceylan. C'est l'écorce desséchée d'un arbrisseau. Elle parfume avec délices des vins, des gourmandises et ses vertus médicinales sont reconnues.

Nos recettes au chapitre des dents.

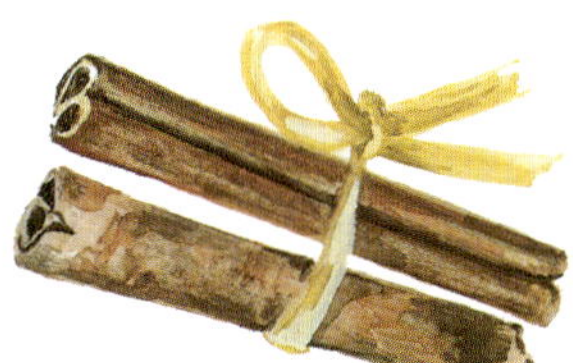

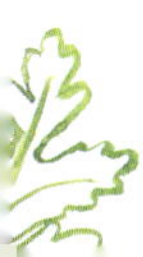

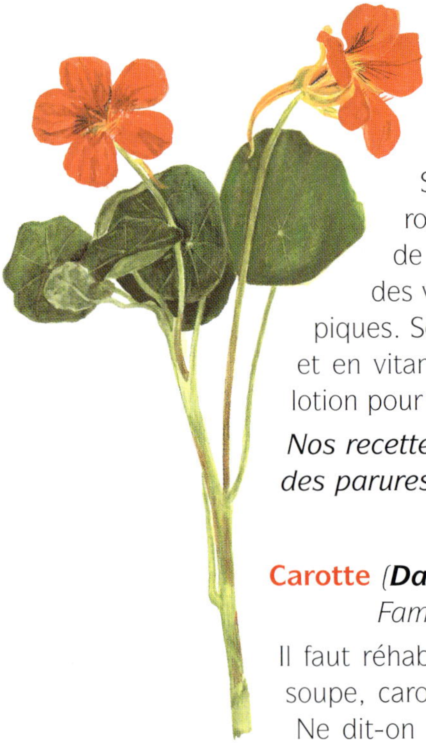

Capucine (***Tropaeolum majus*****,**
Famille des Tropéolacées)

Ses vives couleurs dans les tons de jaune et de rouge en font une jolie plante d'ornement qui fleurit de juin à octobre. Derrière cette beauté se cachent des vertus exceptionnelles, gustatives et phytothérapiques. Ses feuilles et ses fleurs fraîches, riches en soufre et en vitamine C, se mangent en salade ou s'utilisent en lotion pour revitaliser le bulbe des cheveux.

Nos recettes aux chapitres des dents, des cheveux et des parures odorantes.

Carotte (***Daucus carota*****,**
Famille des Apiacées = Ombellifères)

Il faut réhabiliter la carotte sous toutes ses formes, purée, soupe, carottes râpées, confitures... et produit de beauté. Ne dit-on pas qu'elle rend la peau douce et le caractère aimable ? C'est un légume magique, riche en provitamine A ou carotène et en sels minéraux. Sa pulpe fraîche et son jus sont des sources de forme, de santé et de beauté.

Extraite des semences, l'huile essentielle est très importante pour la beauté. Elle rajeunit la peau en stimulant la croissance des cellules. Elle a des vertus antirides. La macération de carottes fraîches dans de l'huile de carthame ou de maïs, prépare la peau au soleil et donne bonne mine.

Nos recettes aux chapitres des massages et du visage.

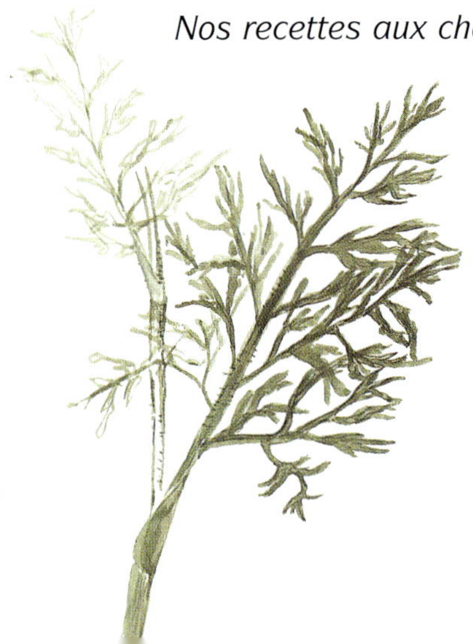

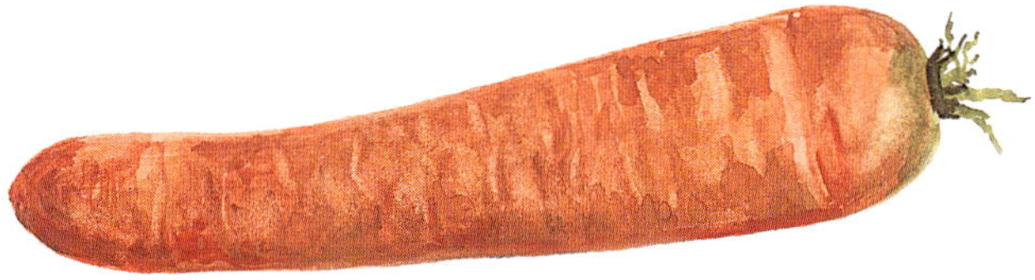

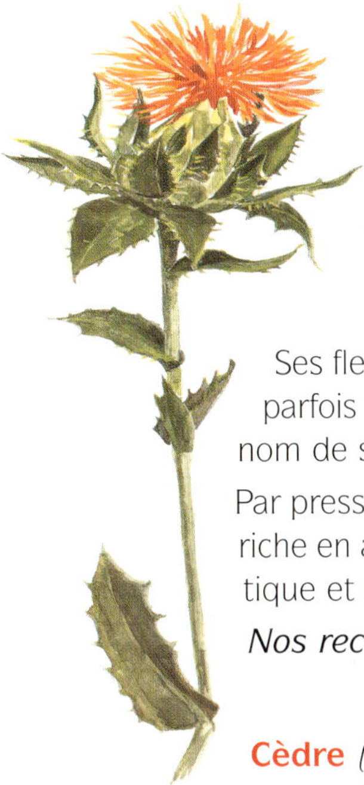

Carthame (***Carthamus tinctorius***,
Famille des Asteracées = Composées)

Originaire d'Orient, il est cultivé dans tout le bassin Méditerranéen. En Algérie il entre dans la composition des fards.

Ses fleurs servent comme colorant alimentaire et autre et sont parfois utilisées pour des propriétés voisines du safran, d'où son nom de safran bâtard.

Par pression des graines on obtient une huile jaune clair, fluide et riche en acides gras insaturés. Elle est très intéressante en diététique et riche en bienfaits pour la peau.

Nos recettes aux chapitres des massages et du visage.

Cèdre (***Cedrus atlantica***,
Famille des Abiétacées)

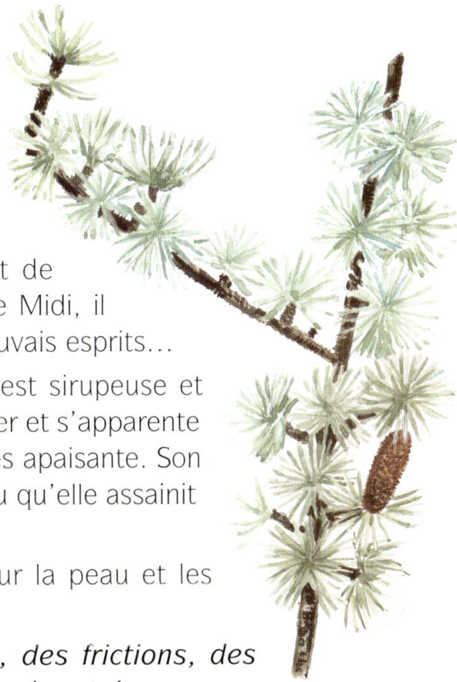

C'est un conifère d'Asie et d'Afrique du Nord. Son bois est tendre et embaume. Les coffres aux senteurs de bois de cèdre font rêver aux patios mystérieux de Fès.

Symbole de l'immortalité et de l'incorruptibilité, il est aussi symbole de force et de majesté. Planté près des maisons dans le Midi, il est censé éloigner les indésirables, les mauvais esprits…

L'huile essentielle, extraite de son bois, est sirupeuse et jaune, d'une odeur balsamique qui fait rêver et s'apparente au santal avec sa douce odeur de cire, très apaisante. Son action s'exerce sur la respiration et la peau qu'elle assainit et régénère.

L'eau florale de cèdre est excellente pour la peau et les cheveux.

Nos recettes aux chapitres des bains, des frictions, des massages, du visage, des cheveux, des mains et des parures odorantes.

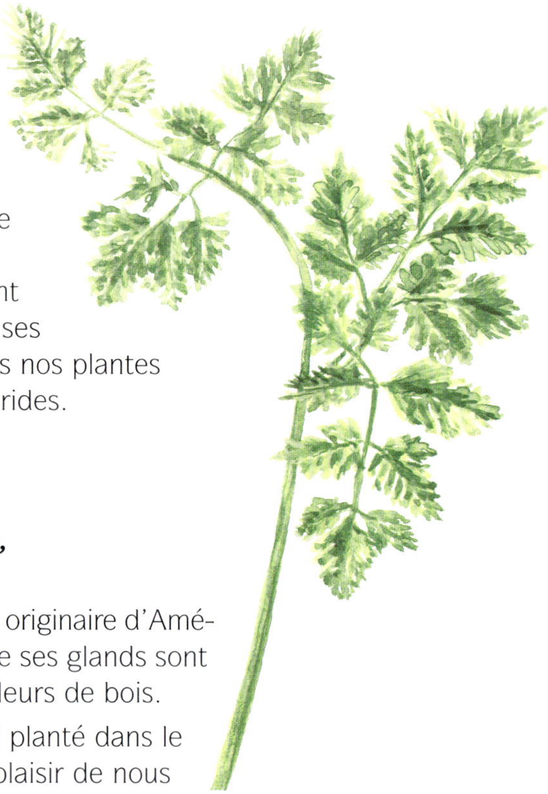

Cerfeuil *(**Anthriscus cerefolium,***
Famille des Apiacées = Ombellifères)

Cette petite plante légère et parfumée se plaît bien dans les potagers. Quelques feuilles cueillies délicatement feront un délicieux condiment. Outre ses vertus culinaires, le cerfeuil entre dans nos plantes de beauté. Ses vertus concernent les rides.

Nos recettes au chapitre du visage.

Chêne velani *(**Quercus macrolepis,***
Famille des Fagacées)

Si nous citons ce chêne très particulier, originaire d'Amérique du Nord, c'est que les coques de ses glands sont étonnantes. Elles ressemblent à des fleurs de bois.

Ramassées au pied d'un chêne velani planté dans le Var, nous n'avons pas pu résister au plaisir de nous en faire un collier.

Notre recette au chapitre des parures odorantes.

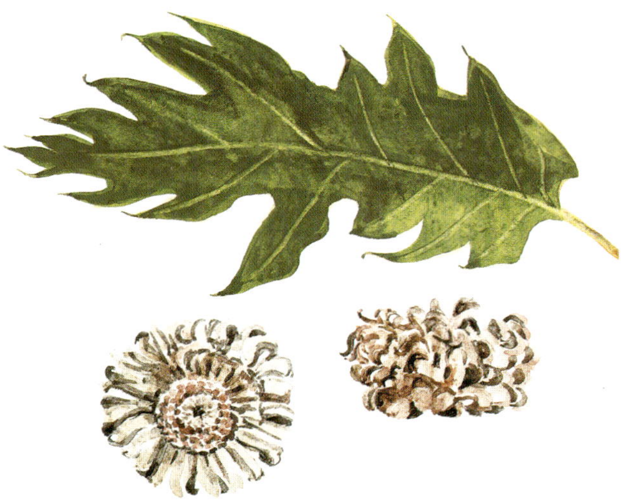

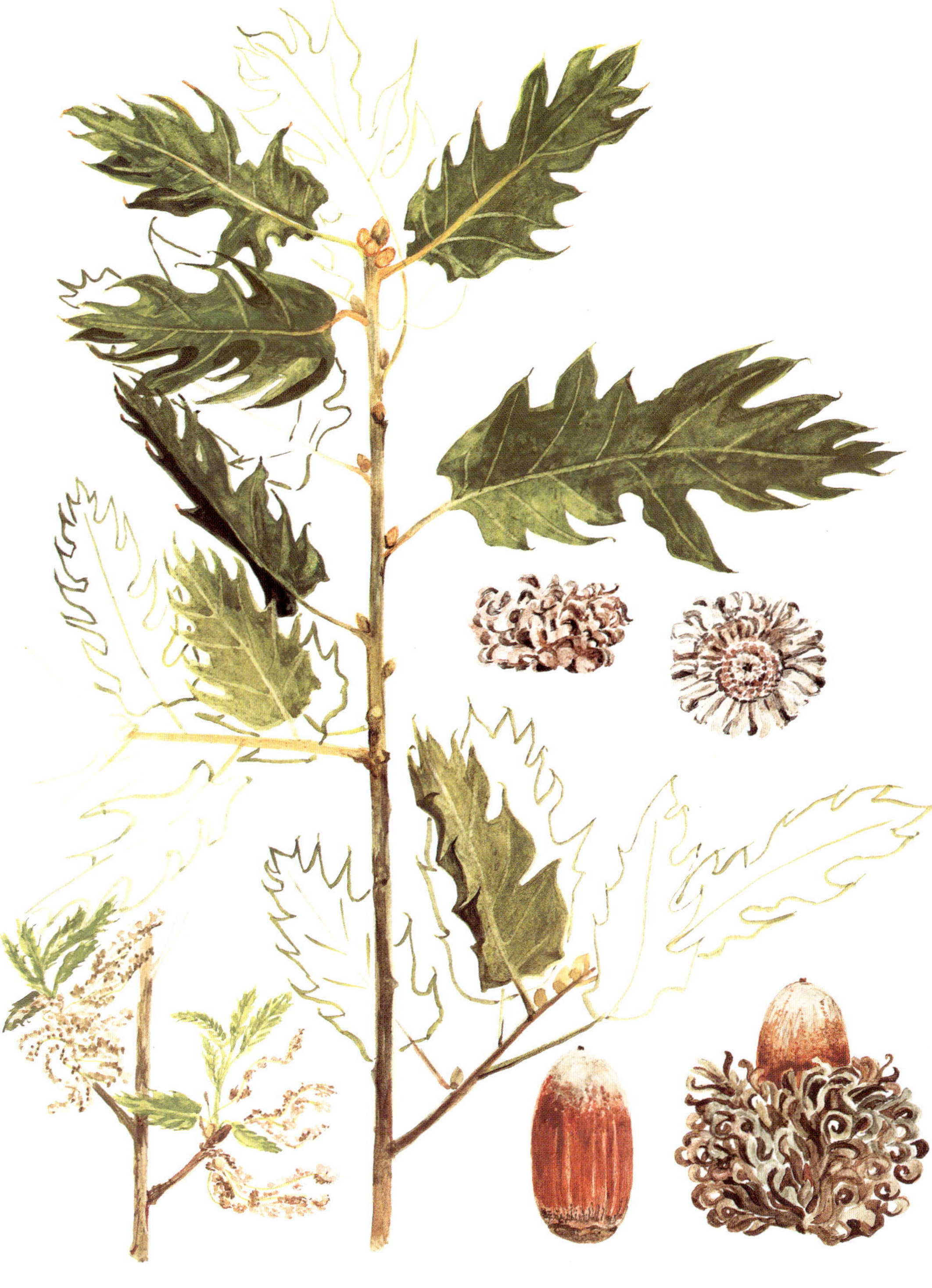

Citron (***Citrus limonum,*** *Famille des Rutacées)*

Cultivé dans tout le bassin méditerranéen, il serait originaire de l'Inde. Il a été découvert en Palestine par les Croisés qui en suçaient la pulpe pour lutter contre les fièvres d'Orient.

On utilise le fruit riche en acide citrique, en vitamines (A, B, C et PP), en sels minéraux et oligoéléments (calcium, fer, silice, phosphore...).

On pourrait écrire des pages entières sur ses propriétés. Il est bactéricide, active les défenses de l'organisme, tonifie le système nerveux, le cœur et les veines, reminéralise, fait digérer, fluidifie le sang...

Préparer des boissons, fraîches l'été, chaudes l'hiver, à base de citron est un plaisir délicieux et un gage de bonne santé.

L'huile essentielle est obtenue par grattage du zeste. De couleur jaune pâle ou légèrement verdâtre, cette essence prodigue une odeur fraîche et poivrée.

Le citron est aussi très généreux pour les soins de beauté qui utilisent huile essentielle et jus frais. Il tonifie, purifie et éclaircit la peau, évite les rides, fortifie les ongles, fait briller les cheveux, blanchit les dents, allège les jambes.

Il est efficace aussi pour éloigner mites et fourmis et nettoyer cuivre, argent, marbre...

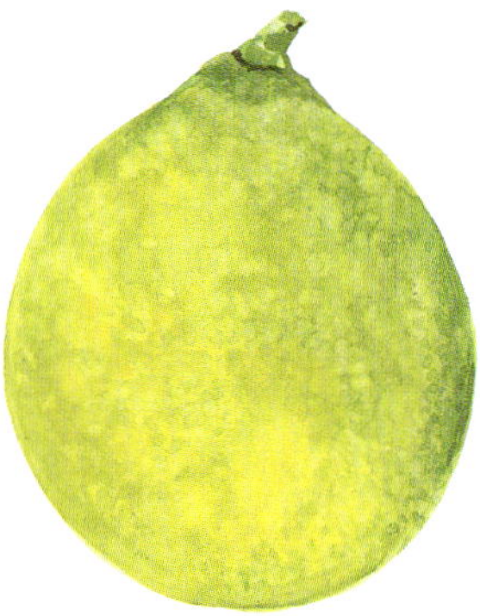

Nos recettes aux chapitres des bains, des frictions, des massages, du visage, des dents, des cheveux et des mains.

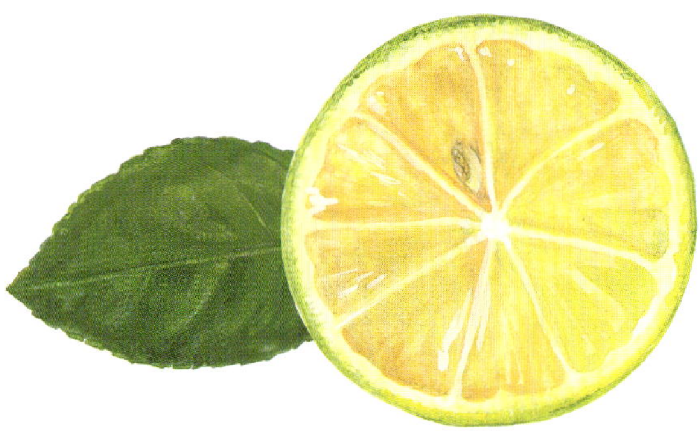

Coco noix de (***Cocos nucifera,*** *Famille des Arecacées)*

Tout est bon dans la noix de coco, affirme un dicton antillais. Le coco cueilli vert est rempli d'une eau délicieuse qui se boit. Puis la noix, coupée en deux offre une crème qui porte le nom de « coco à la cuiller ». Le fruit qui tombe de l'arbre est dit « coco sec ». Sa pulpe est alors le **coprah**.

Attention de ne pas confondre l'eau de coco et le lait de coco. La première est une eau rafraîchissante, c'est le jus du fruit, tandis que le lait s'obtient en râpant la chair de la noix ou en la passant à la centrifugeuse.

Le coco donne des huiles très douces souvent parfumées aux senteurs des Iles qui font la peau satinée.

Le coprah est utilisé dans l'industrie du savon et on le trouve dans des bases moussantes très agréables.

Nos recettes au chapitre des bains, des massages et des cheveux.

L'huile de coprah est l'huile de macération privilégiée de la fleur de **tiaré *(Gardenia tahitensis)*.** C'est le **monoï de Tahiti** qui nous fait rêver.

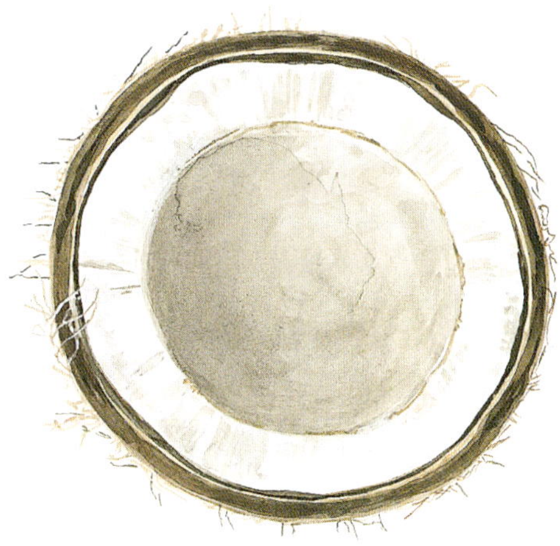

Coing (***Cydonia vulgaris,*** *Famille des Rosacées*)

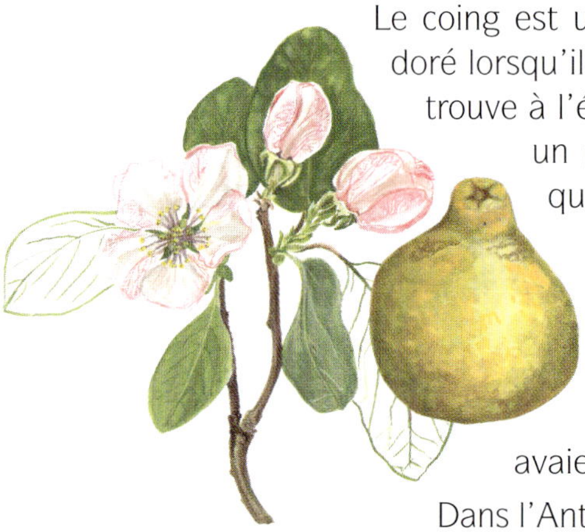

Le coing est un fruit extraordinaire de l'automne. Jaune doré lorsqu'il est mûr, il est rustique et embaume. On le trouve à l'état sauvage en gros buissons aux rameaux un peu tordus. C'est le fruit le plus généreux que nous connaissons. Il nous offre compotes, gelées, liqueurs, pâtes de fruits et même shampoing et gel. En effet les pépins contiennent beaucoup de mucilage et, dans les mémoires des vieux coiffeurs, on retrouve un gel pour les cheveux qu'ils avaient appelé la « bandoline ».

Dans l'Antiquité il était symbole de fertilité et d'amour. A Athènes le coing passait pour être le fruit de Vénus.

Nos recettes aux chapitres des dents, des yeux et des cheveux.

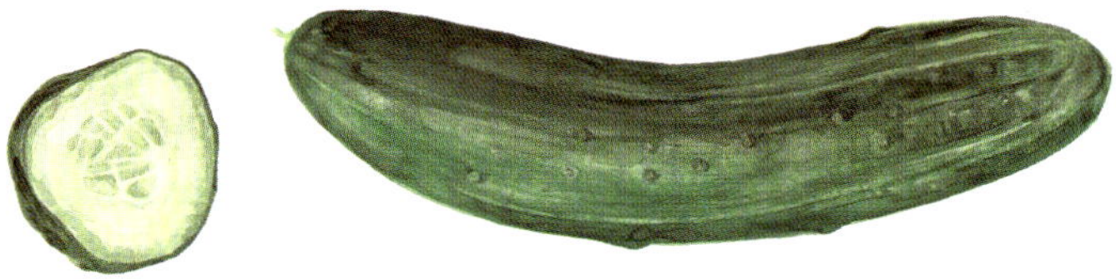

Concombre (***Cucumis sativus,*** *Famille des Cucurbitacées*)

Nous ne pouvons passer sous silence le concombre, réputé pour les masques rafraîchissants qu'offre sa pulpe. Il était bien connu des Romains, des Grecs et des Hébreux.

Il est riche en minéraux, surtout le phosphore, et draine l'organisme.

Nos recettes aux chapitres du visage et des yeux.

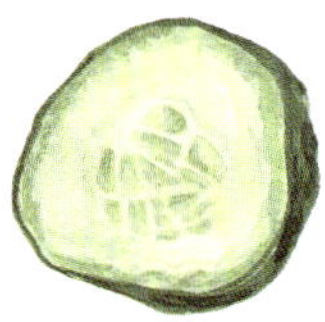

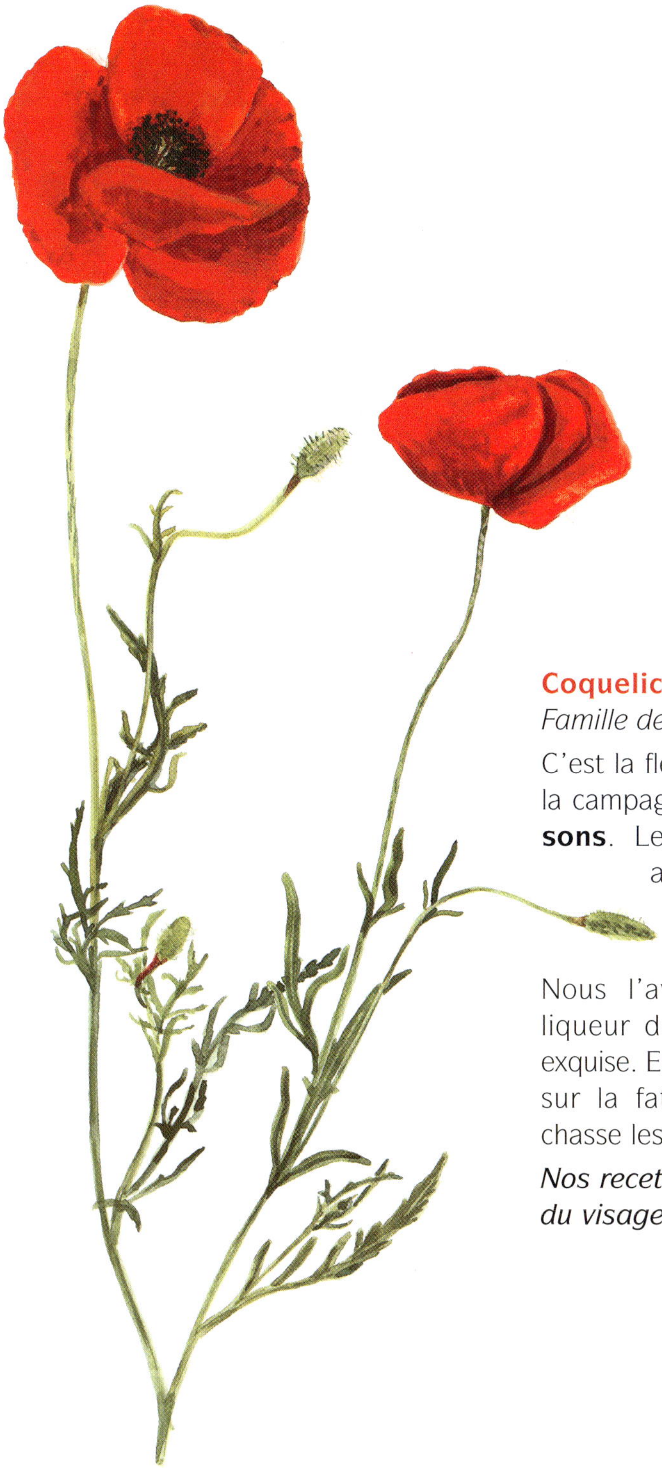

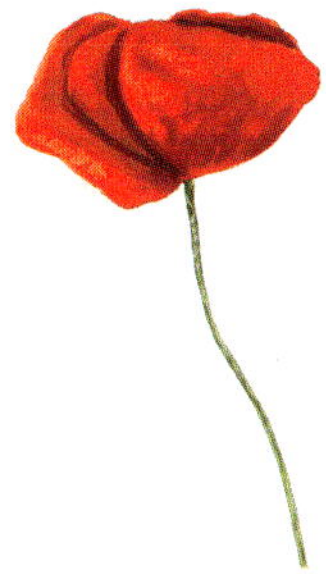

Coquelicot *(**Papaver rhoeas**, Famille des Papavéracées)*

C'est la fleur de l'été qui enchante la campagne, le **pavot des moissons**. Les infusions de pétales aident à dormir, décongestionnent et soulagent les bronches.

Nous l'avons testée dans une liqueur dont la couleur rose est exquise. En beauté elle fait merveille sur la fatigue des paupières et chasse les rides.

Nos recettes au chapitre du visage.

Cresson

*(**Nasturtium officinale**,*
Famille des Brassicacées
= Crucifères)

C'est une plante vivace des bords des étangs. Riche en fer, contenant de l'iode, des minéraux, des vitamines et des anti-oxydants, elle était utilisée au Moyen Âge sous le nom de « santé du corps ».

Mais ne mangez que du cresson de cressonnières rigoureusement contrôlées, en effet, le cresson sauvage peut recueillir la larve d'un parasite dangereux.

Nos recettes aux chapitres des dents, des cheveux.

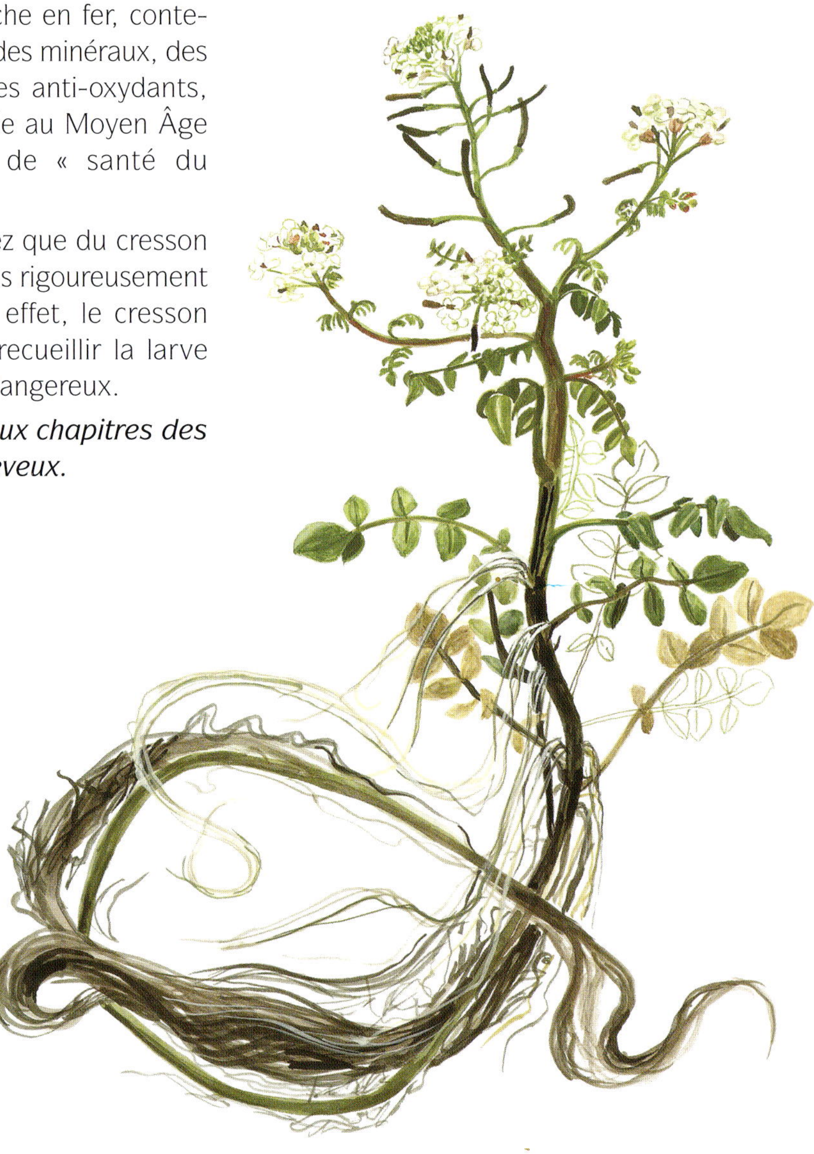

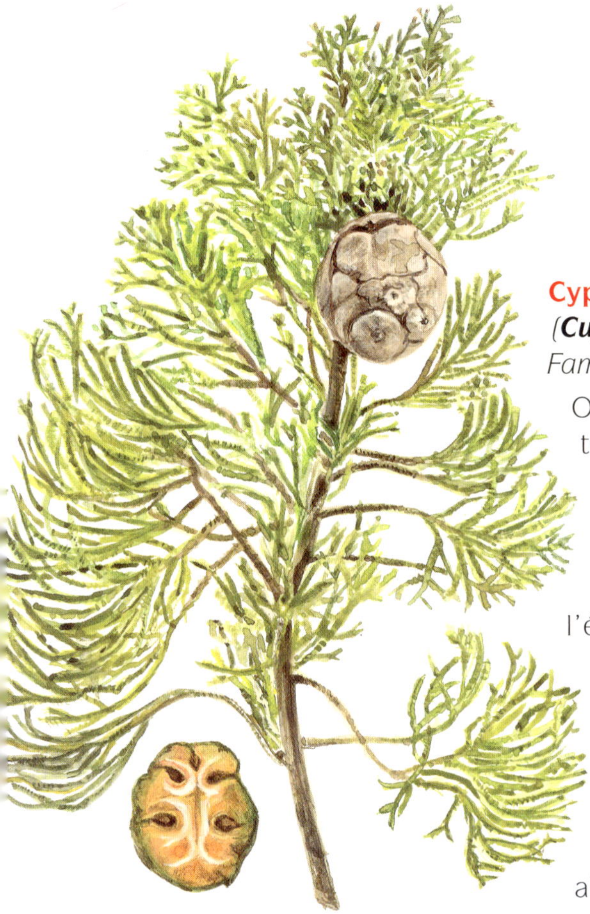

Cyprès toujours vert

(Cupressus sempervirens,
Famille des Cupressacées)

Originaire d'Orient, il pousse sur tout le pourtour de la Méditerranée. Ses feuilles toujours vertes, d'où son nom, sont dures et persistantes. Ses fruits sont appelés noix. Sa résine est odorante et l'été, avec la chaleur, le cyprès embaume.

Dans la symbolique religieuse, le cyprès s'apparente au clocher ou à la pyramide qui relie la Terre au Ciel. C'est pourquoi il vit souvent dans les cimetières où il aide l'âme à trouver son chemin.

Les Romains le dédiaient à Pluton.

L'élan et l'enracinement de l'arbre sont présents dans le parfum qui apporte protection et stabilité.

L'huile essentielle est extraite de ses rameaux. Elle rééquilibre le système nerveux, régule la transpiration, tonifie les veines. Dans les soins de beauté, elle revitalise les cheveux, rafraîchit les pieds, allège le corps et les jambes, apaise et recentre.

Nos recettes aux chapitres des bains, des massages, du visage, des cheveux et des pieds.

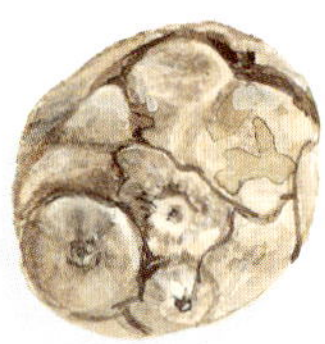

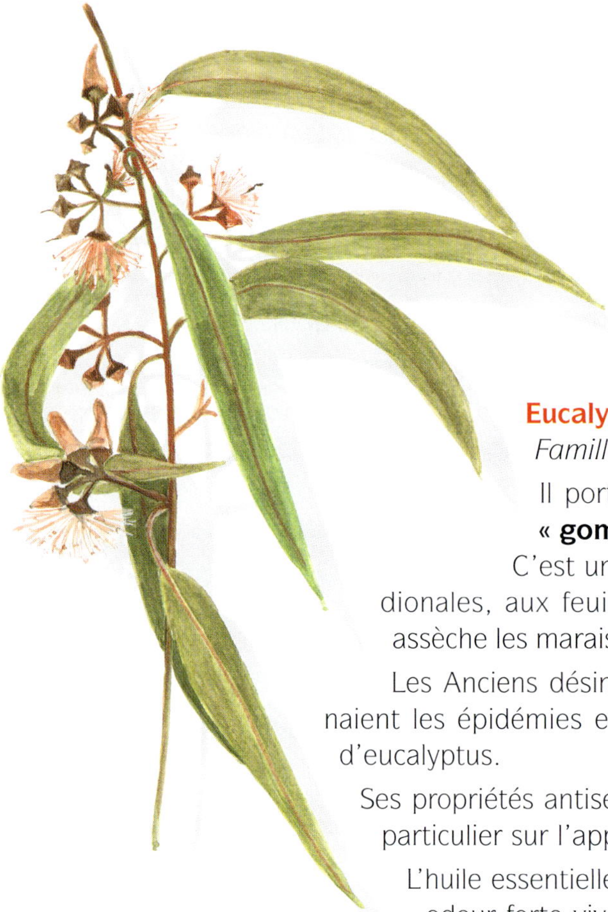

Eucalyptus (***Eucalyptus globulus***, *Famille des Myrtacées)*

Il porte un autre nom fort joli, le **« gommier bleu de Tasmanie »**. C'est un bel arbre des régions méridionales, aux feuilles persistantes. Cet arbre assèche les marais et purifie l'air autour de lui.

Les Anciens désinfectaient les lieux et prévenaient les épidémies en faisant brûler des feuilles d'eucalyptus.

Ses propriétés antiseptiques sont puissantes, en particulier sur l'appareil respiratoire.

L'huile essentielle, tirée de ses feuilles, a une odeur forte vive, agréable. Elle « donne de l'air », libère la respiration et chasse les soucis. Elle dynamise dans des bains toniques, des huiles de massage revitalisantes, assainit peau, cheveux et air de la maison.

Nos recettes aux chapitres des bains, du visage et des cheveux.

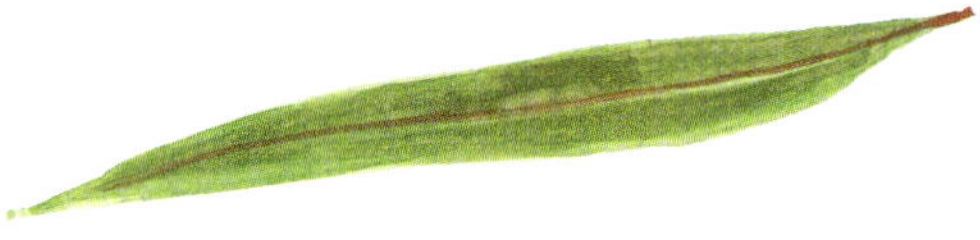

Fenouil (***Foeniculum dulce*****,**
Famille des Apiacées = Ombellifères)

Cette plante aromatique très commune n'a pas peur des chemins caillouteux et ensoleillés du Midi. En se promenant dans la garrigue, on peut couper une petite branche embaumée pour aromatiser un poisson par exemple, ou des olives. Nous en avons fait une liqueur.

Elle a des propriétés diurétiques, digestives et toniques.

On utilise les racines, les feuilles fraîches, les semences.

Pour la beauté des dents et des gencives, la fraîcheur de la bouche, la poudre de semences est bien agréable et efficace.

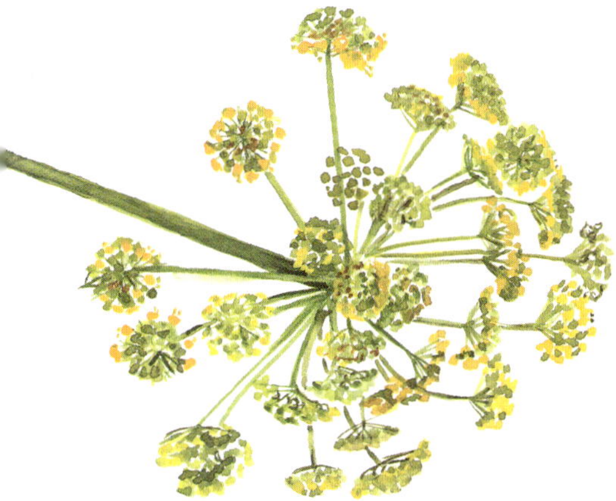

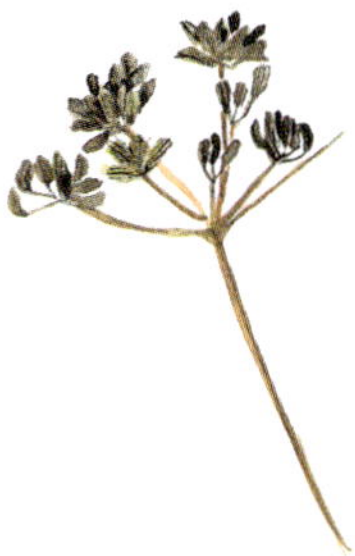

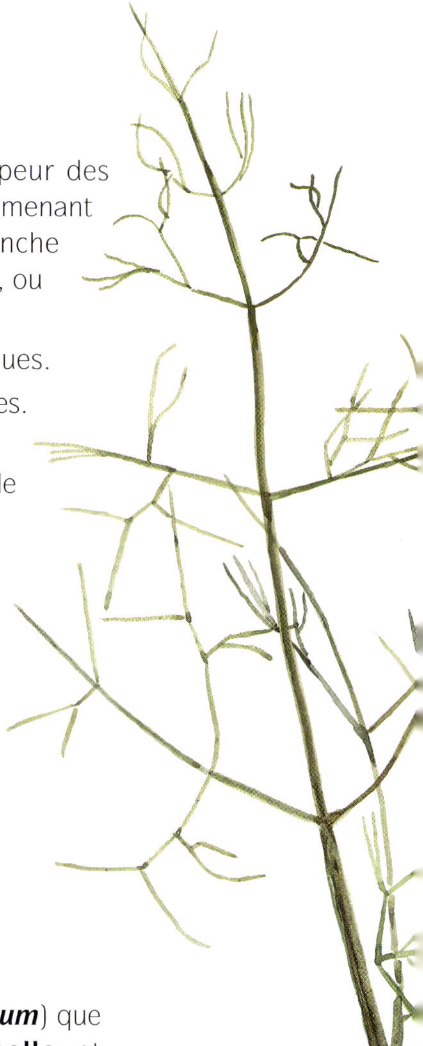

L'**Anis vert** (***Pimpinella anisum***) que l'on appelle aussi **pimpinelle** et **boucage** a les mêmes propriétés que le fenouil. Originaire du Levant, il fut introduit en Europe en XVIe siècle. Ses graines récoltées en fin d'été sont vertes et particulièrement odorantes.

Nos recettes au chapitre des dents.

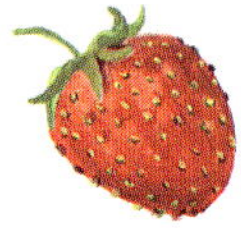

Fraise (***Fragaria vesca***, *Famille des Rosacées*)

Le fraisier, alors sauvage, fut d'abord une plante d'ornement choisie par Charles V au XIVe siècle pour ses jardins. Ce fut Jean de La Quintinye, jardiner du Roi-Soleil, qui domestiqua ce fruit exquis. L'illustre botaniste Linné lui donna le nom de « bienfait des dieux » tant ses vertus sont remarquables. Une cure de fraises en saison est bénéfique.

Sa teneur en fer et en calcium, sa valeur nutritive, son sucre, permis aux diabétiques, et sa vitamine C, son parfum et son goût en font un fruit magique.

Nous l'utilisons à l'exemple de la belle Madame Tallien, qui prenait des bains de jus de fraise pour entretenir l'éclat de son teint, mais de façon plus modeste. Une fraise nous suffit.

Nos recettes au chapitre du visage.

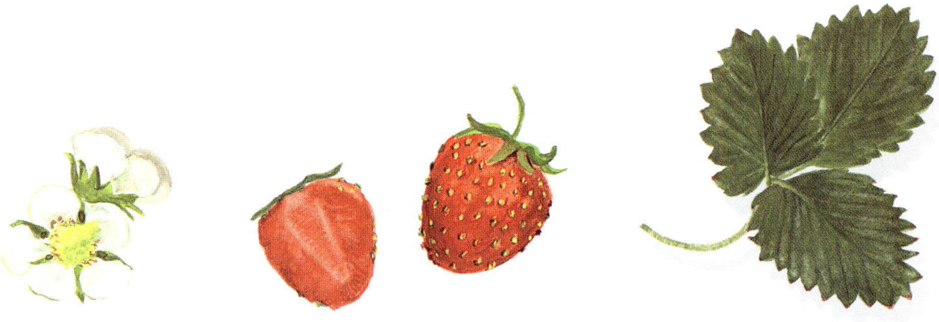

Framboisier (***Rubus idaeus***, *Famille des Rosacées*)

Nous aimons ce fruit exquis et parfumé et nous n'hésitons pas à l'utiliser comme la fraise pour garder un teint… de rose ou de pêche. Ses feuilles calment l'irritation des yeux.

Nos recettes aux chapitres du visage et des yeux.

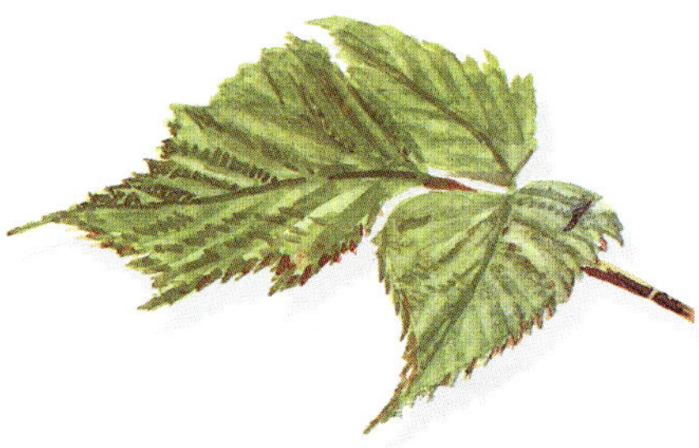

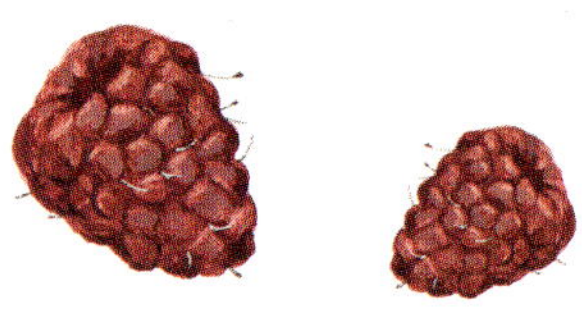

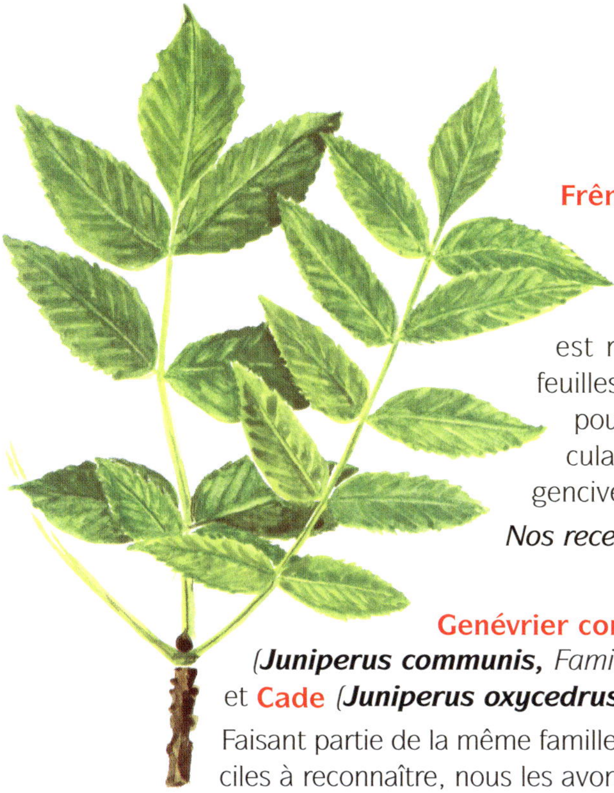

Frêne (***Fraxinus excelsior***, *Famille des Oléacées)*

C'est un bel arbre, **quinquina d'Europe**, dont le bois est recherché en ébénisterie. Ses feuilles toniques sont recommandées pour garder la jeunesse de ses articulations, elles fortifient également gencives et cheveux.

Nos recettes au chapitre des cheveux.

Genévrier commun
(***Juniperus communis***, *Famille des Cupressacées)*
et **Cade** (***Juniperus oxycedrus)***

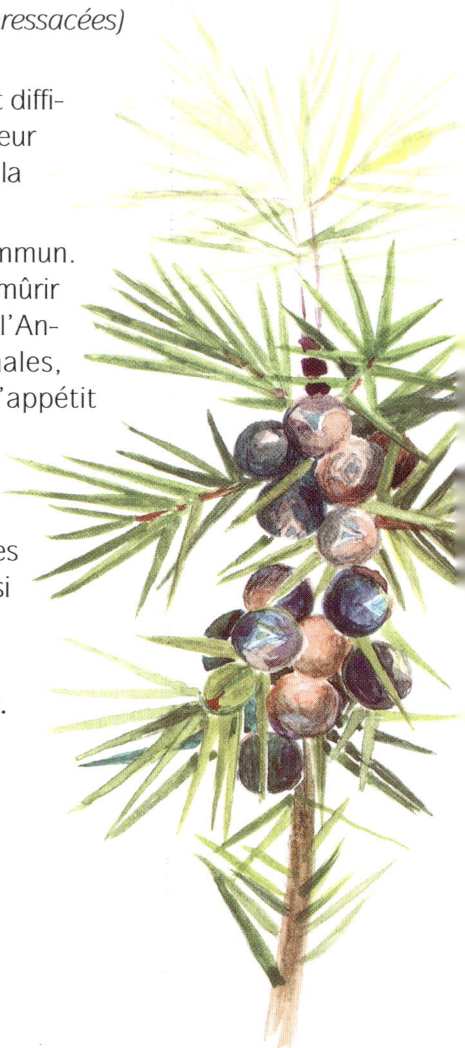

Faisant partie de la même famille et souvent difficiles à reconnaître, nous les avons réunis. Leur différence se manifeste sur la feuille et par la grosseur et la couleur des baies.

Le **genévrier** est un arbuste sauvage très commun. Il porte des fruits bleus qui mettent deux ans à mûrir et devenir noirs. Ces baies sont connues depuis l'Antiquité pour leurs propriétés antirhumatismales, antiseptiques et diurétiques. Elles stimulent l'appétit et favorisent la digestion.

On obtient une huile essentielle par distillation des baies pures et une autre par distillation des rameaux. Nous utilisons la deuxième dans les recettes de beauté pour ses qualités toniques, ainsi que l'eau florale.

Nos recettes au chapitre des bains, des massages, du visage, des cheveux et des pieds.

Le **cade** vit en Provence dans les mêmes endroits que le genévrier. On le reconnaît à sa feuille à deux lignes blanches. La distillation du bois de cade, donne l'huile de cade appelée « onguent » en Provence. Les « enguentiés » coupaient le cade en automne et en hiver, le chauffaient fortement pendant plusieurs jours dans des fours à cade pour en extraire l'huile odorante.

De couleur foncée, avec une odeur très typée de goudron, celle-ci est souveraine contre les pellicules et les démangeaisons du cuir chevelu.

Nos recettes aux chapitres des cheveux et des parures.

Géranium rosat (***Pelargonium roseum,*** *Famille des Géraniacées)*

Originaire d'Afrique, le géranium rosat est cultivé à Madagascar, au Maroc, en Chine. L'Ile de La Réunion a été longtemps le premier producteur mondial d'huile essentielle de géranium. Celle-ci est obtenue par distillation de la plante fleurie. Avec son parfum suave, proche de la rose, elle est très utilisée en parfumerie et cosmétique.

L'huile essentielle est cicatrisante, reconstituante dans les cas de dermatoses (eczéma, zona, psoriasis, vergetures), adoucissante, régénérante et relaxante.

C'est une base importante dans les soins de la peau et des cheveux. Elle convient très bien dans les huiles de massage.

Elle chasse les moustiques.

Nous aimons particulièrement l'huile essentielle de géranium rosat en provenance d'Egypte ou du Maroc.

Le **géranium-bourbon** de La Réunion, le **géranium-graveolens** de Chine peuvent plaire aussi.

Nos recettes aux chapitres des bains, des frictions, du visage, des cheveux, des mains, des pieds et des parures odorantes.

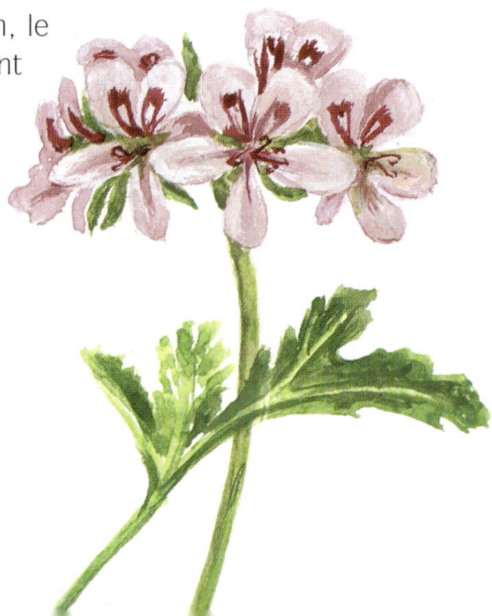

Girofle (***Syzygium aromaticum***, *Famille des Myrtacées*)

L'on connaît bien le **clou de girofle** qui est le bouton floral du giroflier. C'est l'épice des épices par excellence. Elle nous vient des Antilles, de la Réunion, de Madagascar et des Indes. Connue des Chinois avant l'ère chrétienne, ce sont les Arabes qui nous l'auraient fait connaître et aimer.

Ce sont les soins dentaires qui ont fait sa réputation d'antiseptique puissant et d'analgésique, avec la découverte de son principe actif, l'eugénol. Il donne une huile essentielle qui est aussi décontractante et tonifiante.

Nos recettes aux chapitres des massages et des dents.

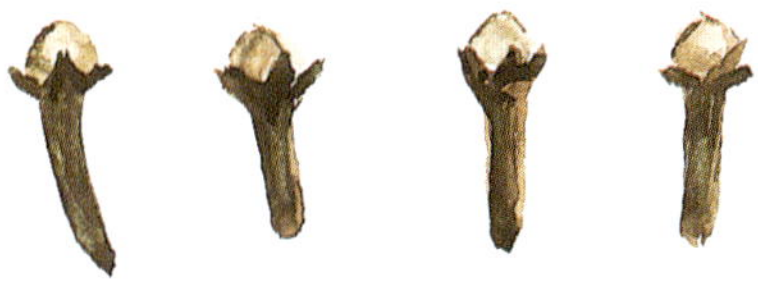

Guimauve (***Althaea officinalis***, *Famille des Malvacées*)

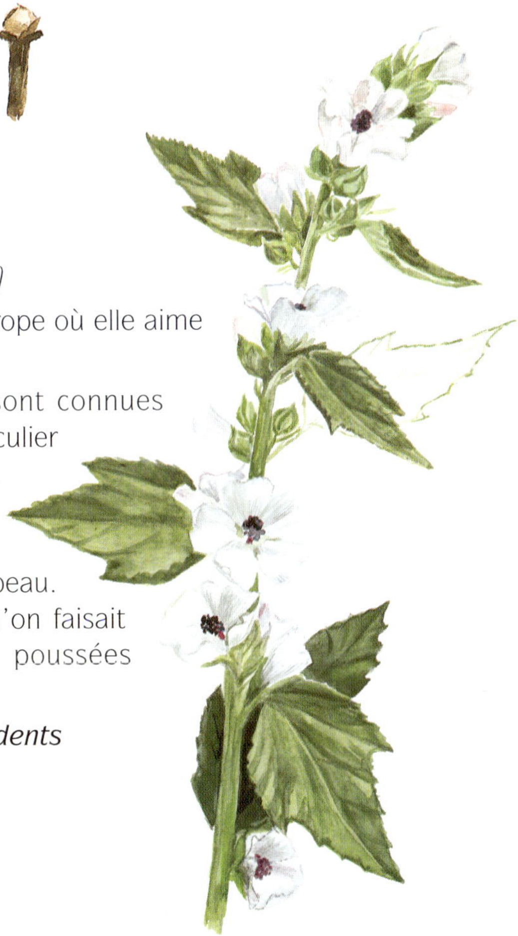

La guimauve est commune en Europe où elle aime les terrains humides.

Ses propriétés thérapeutiques sont connues depuis la Grèce antique, en particulier son efficacité contre la toux. Ce qui nous intéresse ce sont ses qualités adoucissantes et anti-inflammatoires, bienfaits pour la peau. On utilise surtout la racine que l'on faisait mâcher aux enfants lors des poussées dentaires.

Nos recettes aux chapitres des dents et des pieds.

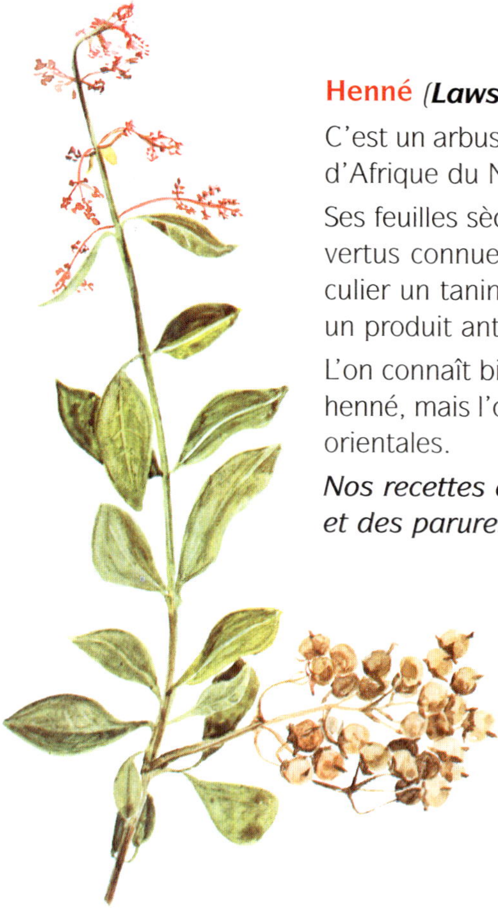

Henné *(**Lawsonia inermis,** Famille des Lythracées)*

C'est un arbuste léger, aux petites fleurs roses, des jardins d'Afrique du Nord, d'Egypte et de Mauritanie.

Ses feuilles sèches, que l'on pile finement, possèdent des vertus connues depuis la plus haute Antiquité, en particulier un tanin, la *lawsone,* matière colorante, qui en fait un produit antiseptique remarquable.

L'on connaît bien la couleur cuivrée des cheveux teints au henné, mais l'on sait moins bien ses utilisations en parures orientales.

Nos recettes aux chapitres des cheveux, des pieds et des parures odorantes.

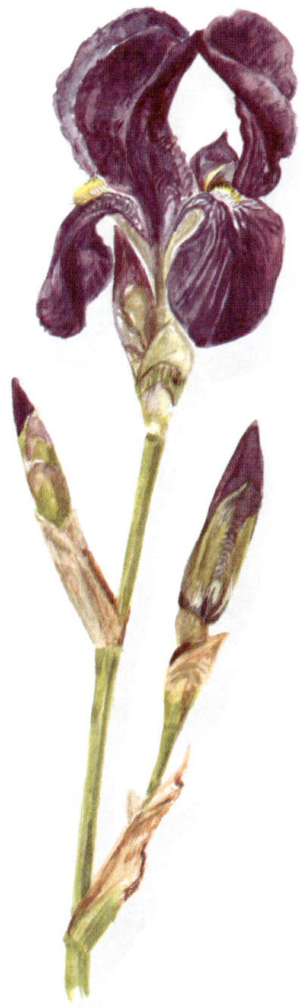

Iris de Florence *(**Iris florentina**, Famille des Iridacées)*

En Toscane, au Maroc, dans le Gard, on la cultive pour la parfumerie, car son rhizome qui, à l'état frais, n'a pas vraiment d'odeur, offre une fois séché, un exquis parfum de violette.

Ce qui nous intéresse c'est la poudre de rhizome d'iris qui est un excellent shampoing sec et blanchit les dents.

Nos recettes aux chapitres des dents, des cheveux et des parures odorantes.

Lavande (***Lavandula officinalis,*** *Famille des Lamiacées = Labiées)*

Le mot *lavandula* vient du latin *lavare*, laver. La lavande porte, outre les noms de **toute-saine**, de **gants de la Vierge**, celui de **l'arbre des laveuses**. Depuis l'Antiquité on utilise la lavande pour parfumer les bains et les lessives.

Aujourd'hui, dans les armoires, les diffuseurs, les pots-pourris, elle sent le soleil et protège des insectes.

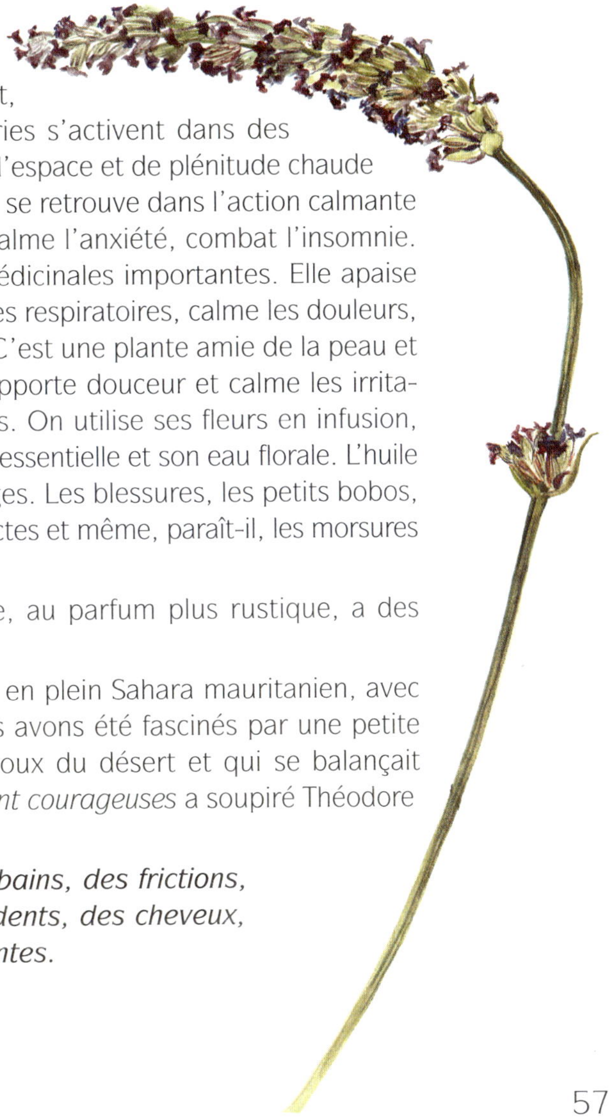

La lavande qui pousse entre 900 et 1600 mètres, fleurit en juin et juillet. Elle se cueille en plein soleil et, dès le début de l'été, les distilleries s'activent dans des senteurs puissantes. L'impression d'espace et de plénitude chaude qui émane des champs de lavande se retrouve dans l'action calmante et apaisante de son essence qui calme l'anxiété, combat l'insomnie. La lavande possède des vertus médicinales importantes. Elle apaise le système nerveux, soigne les voies respiratoires, calme les douleurs, désinfecte, cicatrise et défatigue. C'est une plante amie de la peau et des cheveux qu'elle tonifie. Elle apporte douceur et calme les irritations, assainit les peaux à boutons. On utilise ses fleurs en infusion, fumigations, macération, son huile essentielle et son eau florale. L'huile essentielle de lavande a mille usages. Les blessures, les petits bobos, l'acné, l'eczéma, les piqûres d'insectes et même, paraît-il, les morsures de vipère, rien ne lui résiste.

Le **lavandin,** hybride de lavande, au parfum plus rustique, a des propriétés similaires.

Un jour de promenade botanique en plein Sahara mauritanien, avec un vieux savant merveilleux, nous avons été fascinés par une petite lavande poussée entre deux cailloux du désert et qui se balançait dans le vent chaud. *Les plantes sont courageuses* a soupiré Théodore Monod.

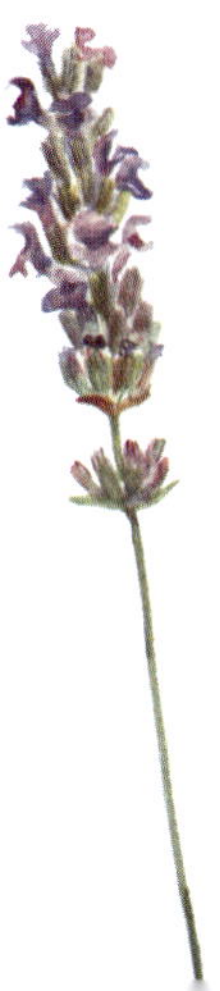

Nos recettes aux chapitres des bains, des frictions, des massages, du visage, des dents, des cheveux, des pieds et des parures odorantes.

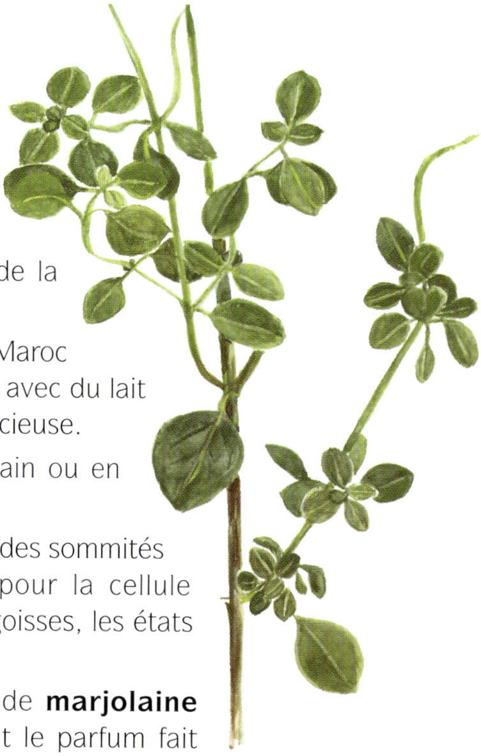

Marjolaine (*Majorana hortensis,* *appelée anciennement* ***Origanum majorana****, Famille des Lamiacées = Labiées)*

Elle embaume et participe aux délices de la cuisine provençale.

L'infusion de marjolaine est calmante. Au Maroc au lieu de la faire avec de l'eau, on la fait avec du lait bouillant. Légèrement sucrée elle est délicieuse.

L'infusion fait merveille aussi dans un bain ou en lotion.

L'huile essentielle, obtenue par distillation des sommités fleuries, est une véritable nourriture pour la cellule nerveuse. Elle est une aide contre les angoisses, les états dépressifs et les fatigues nerveuses.

Nous utilisons aussi l'huile essentielle de **marjolaine d'Espagne** (***Thymus mastichina)*** dont le parfum fait naître des soupirs de bien-être et qui enlève toute contraction.

Nos recettes aux chapitres des bains, des massages, des frictions et des parures odorantes.

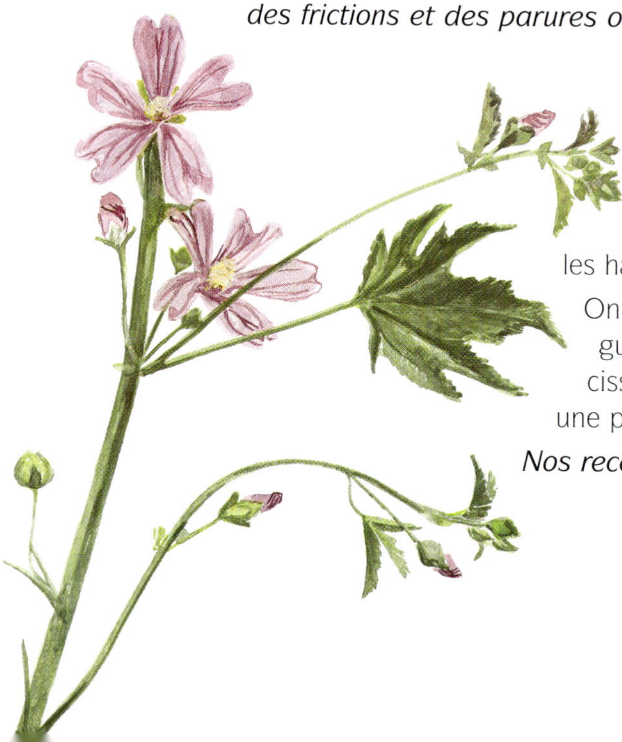

Mauve (*Malva sylvestris,* *Famille des Malvacées)*

Cette jolie plante est commune dans les champs, les haies, les bords des chemins.

On emploie la mauve comme la guimauve. Ses qualités adoucissantes et calmantes en font une plante de beauté.

Nos recettes au chapitre des yeux.

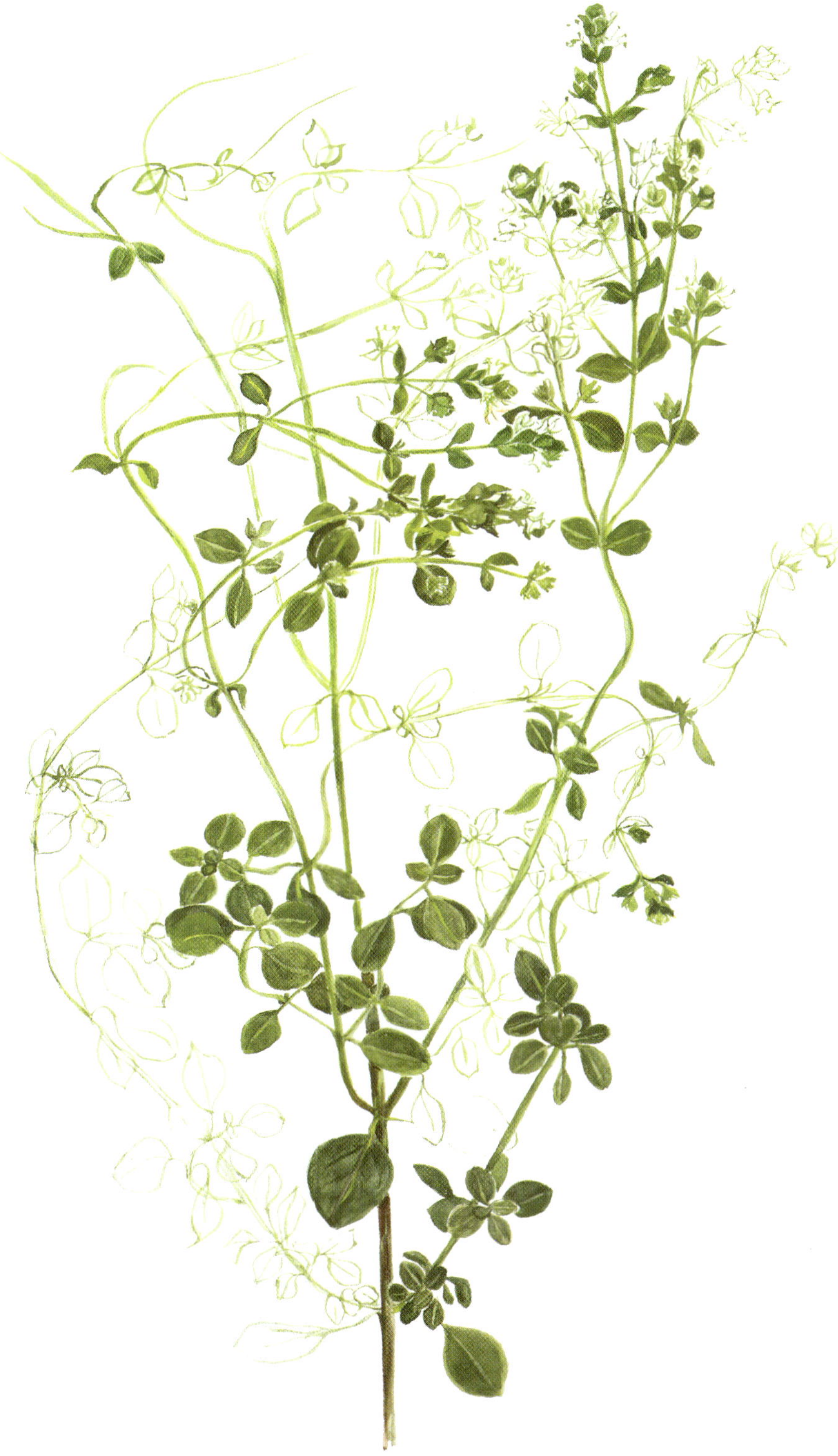

Mélisse ***(Melissa officinalis,*** *Famille des Lamiacées = Labiées)*

On lui donne aussi les noms de **piment des abeilles**, de **citronnelle** (ne pas la confondre avec la citronnelle tropicale) et d'**herbe au citron**. Elle pousse plutôt à l'abri des arbres et des haies.

Ses vertus sont réputées pour les problèmes nerveux. Elle est aussi stimulante, avec sa saveur de citron. La mélisse est la base de la célèbre « Eau des Carmes », macérat de 14 plantes et 9 épices, avec girofle, angélique, sauge, gentiane, coriandre, muscade..., souveraine, sur un sucre, contre fatigue et coups.

L'infusion des sommités fleuries et l'eau florale sont apaisantes pour le corps et la peau.

Nos recettes aux chapitres des bains,et des pieds.

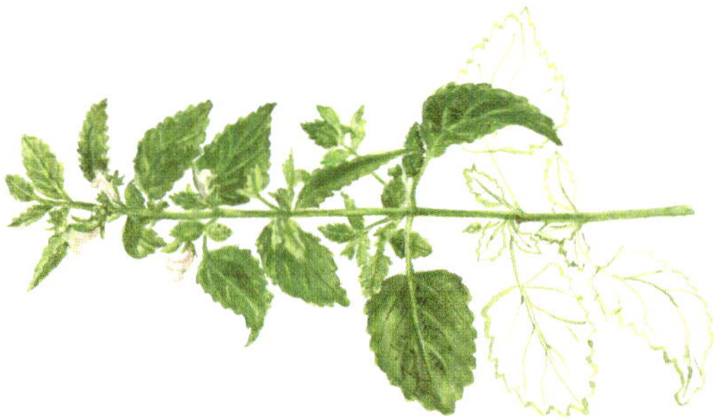

Melon (***Cucumis melo,*** *Famille des Cucurbitacées)*

Ne vous étonnez pas de trouver le melon parmi nos plantes de beauté. C'est sa pulpe douce et parfumée qui nous est produit de bien-être.

Nos recettes aux chapitres du visage et des parures odorantes.

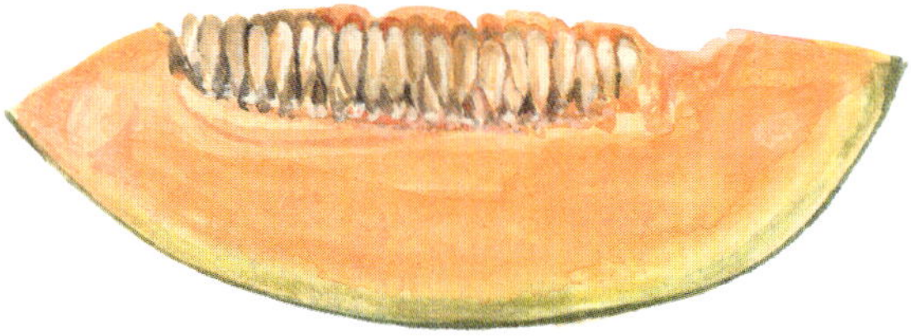

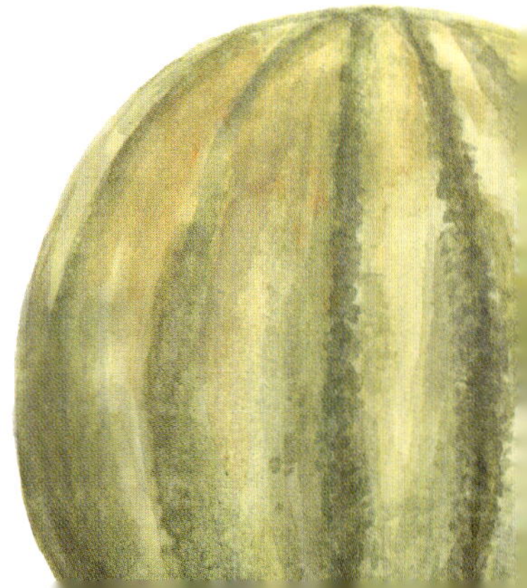

Menthe poivrée (***Mentha piperita,***
Famille des Lamiacées = Labiées)

Il existe une incroyable variété de menthes qui possèdent pratiquement toutes les mêmes propriétés et des parfums plus ou moins forts et typés.

Vous pouvez faire sécher votre menthe pour vos tisanes d'hiver et, l'été, fraîchement cueillie, vous en parfumerez de l'eau et du thé vert.

Les vertus des feuilles de menthe sont stimulantes, antiseptiques, toniques, excitantes, diurétiques, aphrodisiaques...

Un dicton provençal affirme « avec un brin de menthe, l'amour augmente ».

Une bonne infusion de menthe rendra votre bain du matin revitalisant et tonique.

En huile essentielle nous avons choisi la **menthe poivrée** qui possède une saveur poivrée, brûlante puis fraîche. C'est une essence tonique. Elle donne aux huiles de massage une petite pointe de fraîcheur et de dynamisme.

Ses principes rafraîchissants sont puissants et demandent une utilisation raisonnable. Pas d'huile essentielle de menthe en grande quantité, elle vous glacerait !

A éviter le soir si l'on veut dormir.

L'eau florale est bonne en lotion.

Nos recettes aux chapitres des bains, des frictions, du visage, des dents et des pieds.

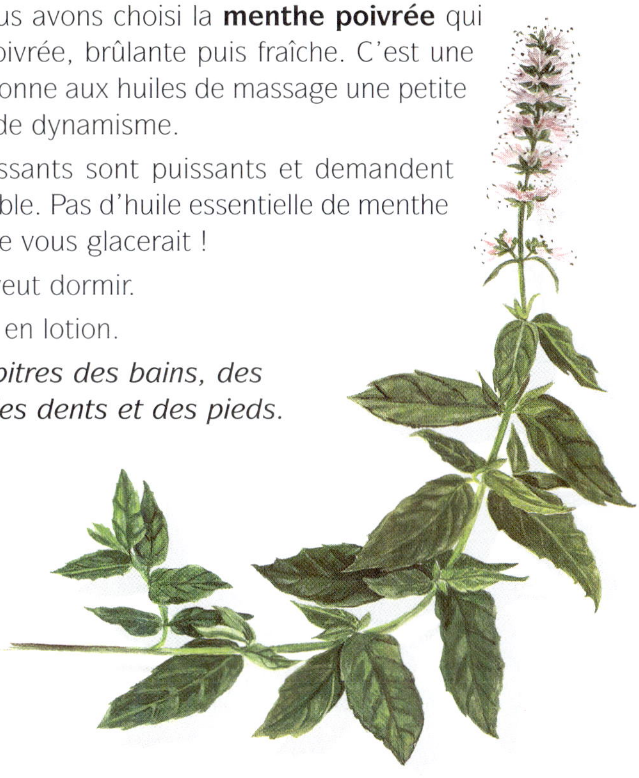

Millepertuis (***Hypericum perforatum***, *Famille des Hypéricacées*)

Surnommé **herbe de la Saint-Jean** ou **chasse feu** ou encore **herbe à mille trous** et **chasse-diable**, elle pousse dans des endroits secs et fleurit de mai à septembre.

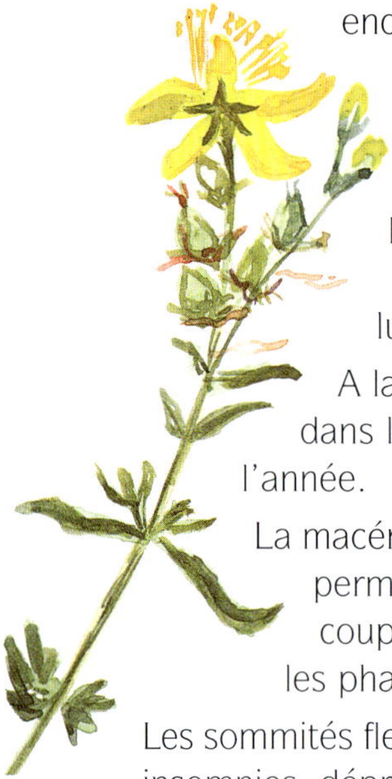

Le millepertuis porte des feuilles criblées de petits trous, d'où son nom, le pertuis étant une porte, un passage...

Les druides considéraient le millepertuis comme une plante bénie, emblème des forces solaires et de la lumière, qui chassait les mauvais esprits.

A la Saint-Jean, les filles à marier en mettaient des brins dans l'eau. Si les fleurs s'ouvraient elles se mariaient dans l'année.

La macération de ses sommités fleuries dans de l'huile d'olive permet d'obtenir « l'huile rouge » qui fait merveille sur les coups de soleil et les brûlures et qui se trouve dans toutes les pharmacies familiales.

Les sommités fleuries en tisane ou en bain agissent sur les névralgies, insomnies, dépression...

Nos recettes aux chapitres du visage et des pieds.

Muscade (***Myristica fragans,*** *Famille des Myristicacées*)

Cultivée dans les pays tropicaux, la noix de muscade est l'amande du fruit.

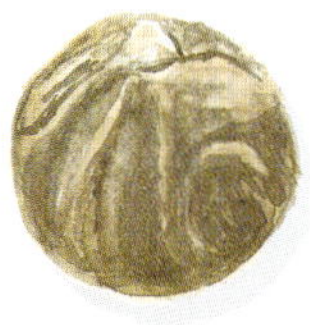

Si son emploi dans la cuisine est très connu, grâce à ses propriétés digestives, elle a aussi des propriétés narcotiques dont il ne faut pas abuser.

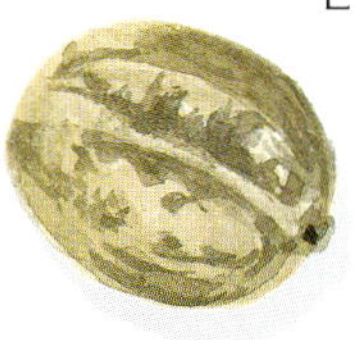

L'huile essentielle obtenue par distillation des noix est un stimulant général, cérébral et circulatoire.

Nos recettes aux chapitres des bains et des parures odorantes.

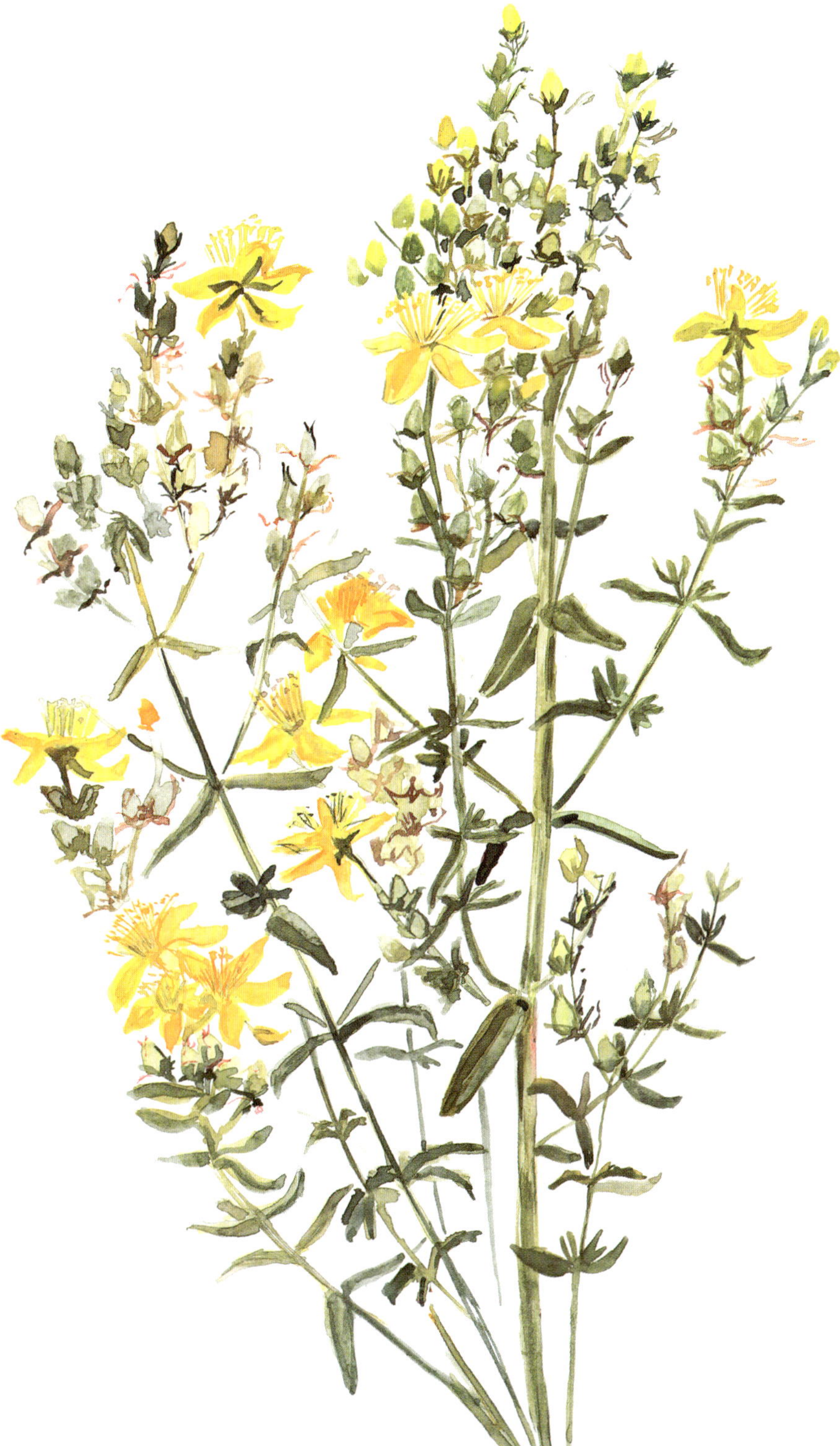

Noisetier (***Corylus avellana***, *Famille des Bétulacées*)

C'est le coudrier des sourciers.

Sur le bord du chemin tout en cassant la noisette... Cette chanson, chargée de tendresse, de Francine Cockenpot a accompagné nos promenades d'enfance dans les chemins creux et c'était merveilleux de les décortiquer. Son autre nom nous enchantait, l'**aveline.**

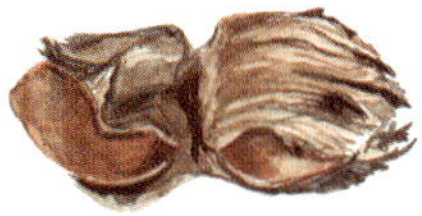

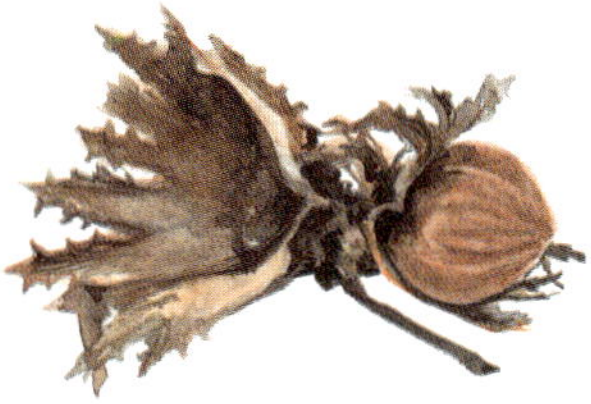

L'huile de noisette, au goût et à l'odeur agréables est très fluide. Elle pénètre rapidement et ne laisse pas de sensation de gras. Très riche en acides gras essentiels, c'est une bonne huile de soin et un bon support d'huiles essentielles. Elle convient bien aux massages, alliant souplesse et pénétration.

Nos recettes aux chapitres des massages et du visage.

Noyer (***Juglans regia***, *Famille des Juglandacées*)

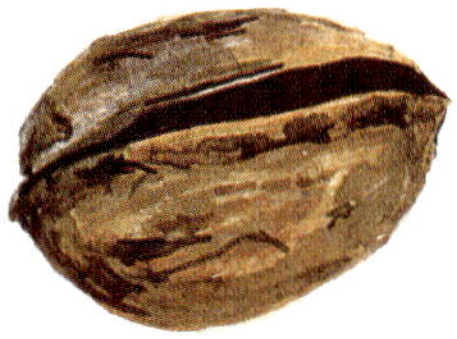

Le noyer est un arbre superbe importé par les Romains de Perse et de Syrie. Qui n'a jamais fait de « vin de noix » ? C'est délicieux, il suffit de patienter un peu.

L'huile de noix, très parfumée, riche en oméga 3, est un aliment de santé.

Selon la théorie des signatures de Paracelse, qui établit un lien entre la forme de la plante et l'organe, la noix est reliée au cerveau.

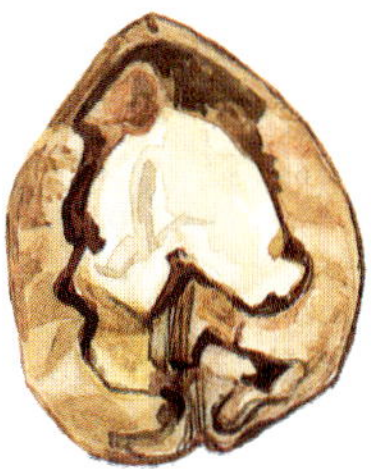

Ses feuilles jouissent de propriétés toniques, reconstituantes et désinfectantes. Elles régulent la transpiration des mains et des pieds et tonifient les cheveux. On disait même que « frotter des noix mâchées sur la tête remplissait de poils les places vides... »

Un bain de feuilles de noyer est fortifiant.

Nos recettes aux chapitres des bains, des dents, des cheveux et des pieds.

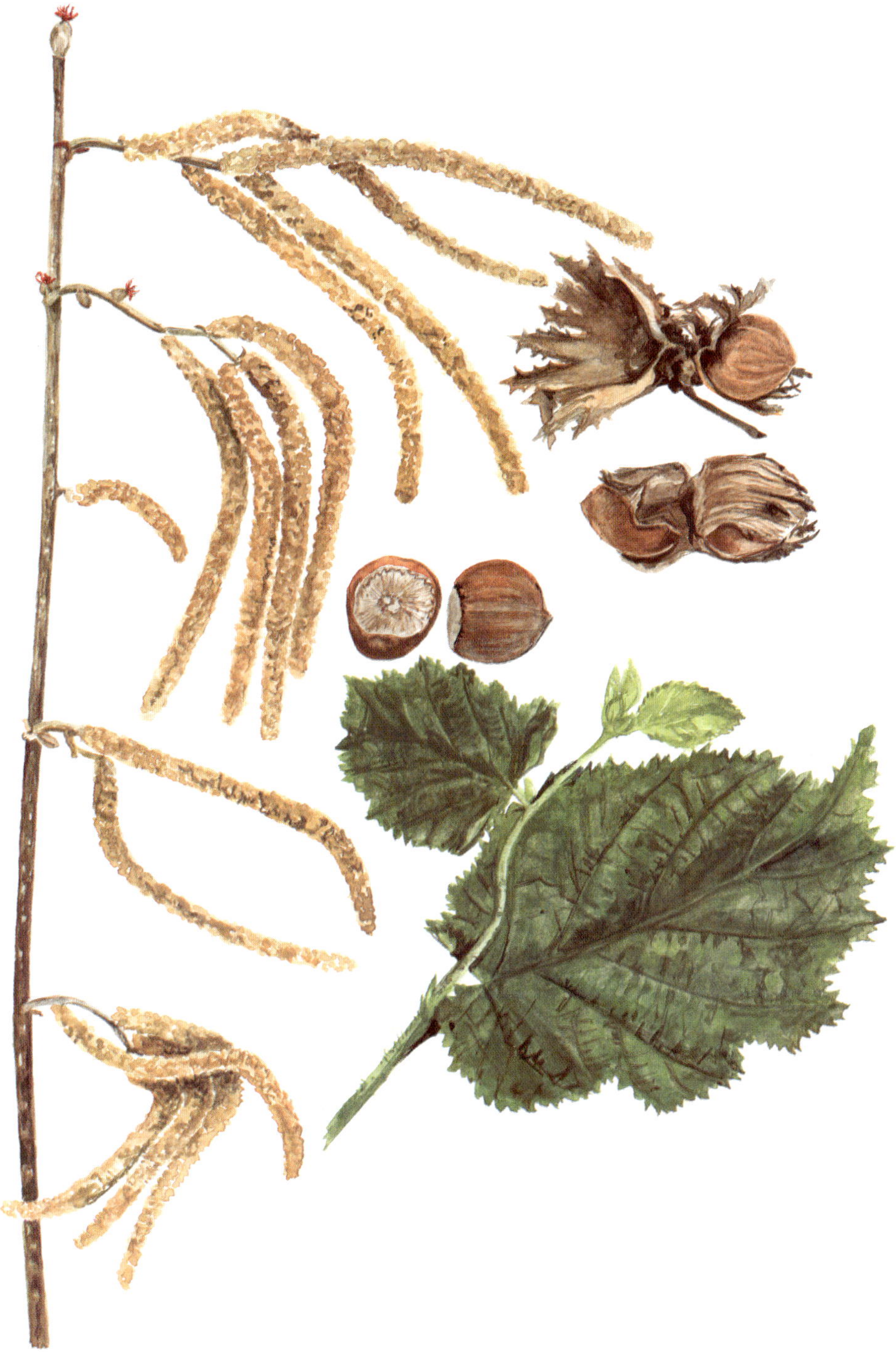

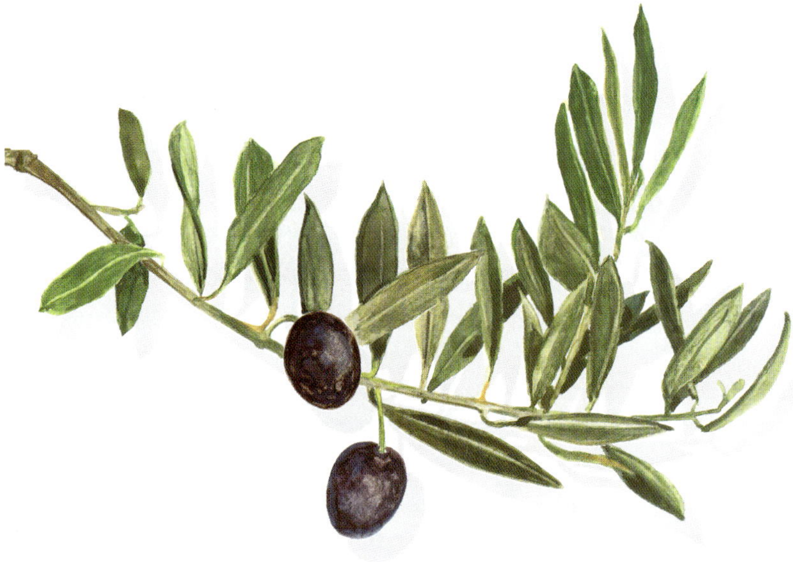

Olivier (***Olea europaea***, *Famille des Oléacées*)

Les plus belles oliveraies que nous ayons vues descendent en forêt dense de Delphes dans les eaux ensoleillées de Grèce. Originaire d'Asie, l'olivier est maintenant fils de Provence.

C'est le symbole de la paix et de la sagesse et la promenade dans un champ d'oliviers réjouit l'œil et apaise le cœur.

Son bois offre de belles teintes aux coupes de l'ébéniste.

Ses feuilles donnent des infusions qui régulent tension artérielle et sucre sanguin.

Ses fruits, olives vertes ou noires, agrémentent l'apéritif et sont aussi un aliment de base autour de la Méditerranée.

Son huile était déjà très appréciée des Anciens qui l'utilisaient contre les troubles hépatiques et s'en oignaient le corps tout entier. Elle est fluide, parfumée, elle a une action calmante et rafraîchissante sur la peau, assouplit et fait briller les cheveux et renforce les ongles.

C'est aussi la première base du savon de Marseille.

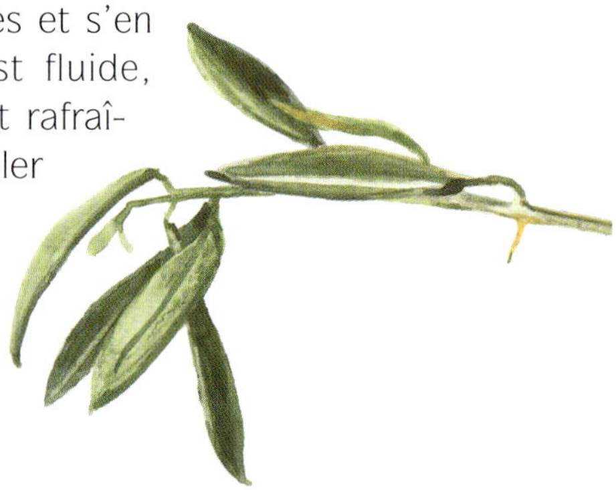

Nos recettes aux chapitres des massages, du visage, des mains et des pieds.

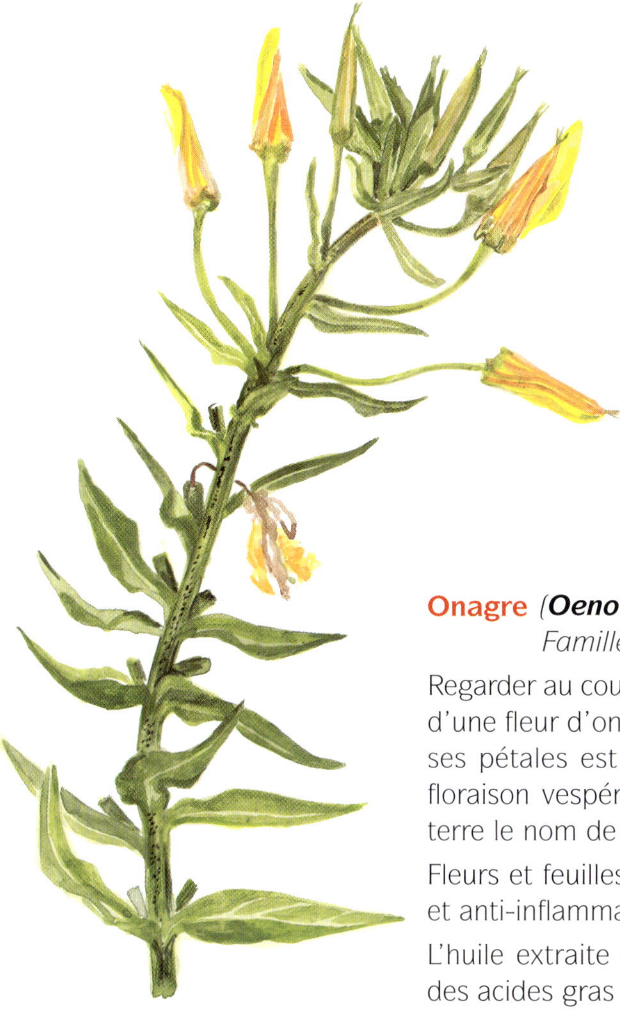

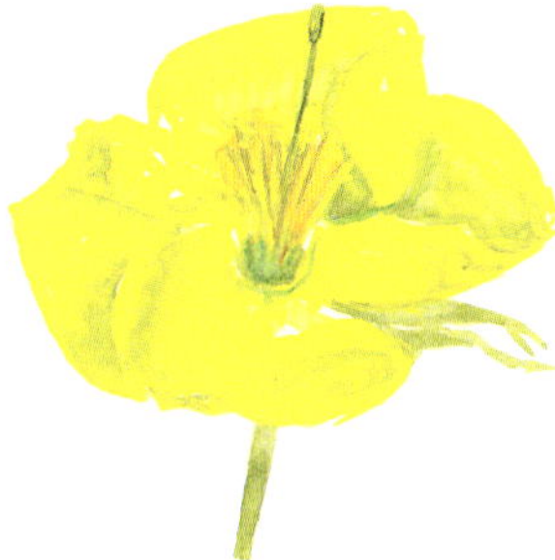

Onagre (***Oenothera biennis,***
Famille des Onagracées)

Regarder au coucher du soleil l'ouverture d'une fleur d'onagre qui déploie un à un ses pétales est un vrai bonheur. Cette floraison vespérale lui a valu en Angleterre le nom de *Evening Primrose*.

Fleurs et feuilles sont antispasmodiques et anti-inflammatoires

L'huile extraite de ses graines contient des acides gras essentiels, en particulier des omega 3 si nécessaires à l'organisme.

C'est aussi une huile précieuse pour la peau qu'elle hydrate et régénère. Ses vertus antirides est importante.

Nos recettes au chapitre du visage.

Oranger *(**Citrus sinensis,** Famille des Rutacées)*

Oranger amer ou **Bigaradier** *(**Citrus auranticum**)*

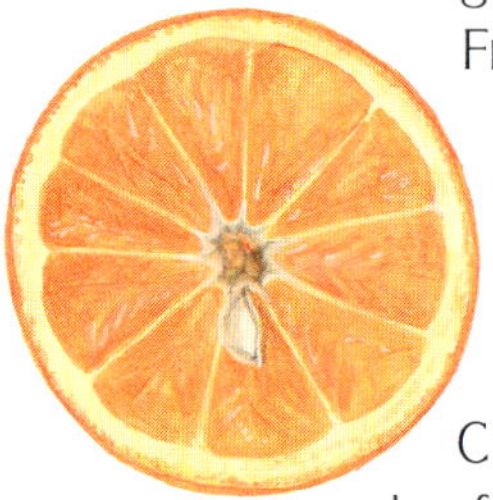

Originaire de l'Inde et de la Chine, l'oranger fut introduit en France par les Croisés.

Le fruit du premier, l'orange douce, juteuse et savoureuse nous donne vitamines C, B et K ainsi que du carotène. C'est un nectar de santé à boire ou à appliquer sur la peau qu'il purifie et dont il stimule la régénération.

C'est le bigaradier, plus parfumé, feuilles, fleurs et écorce des fruits, qui est utilisé en phytothérapie et en cosmétique.

C'est un excellent calmant qui aide à dormir.

La fleur, symbole de pureté et parure de mariée, donne l'huile essentielle de ***néroli,*** utilisée en parfumerie, en particulier dans les « eaux de Cologne », mais dont le prix est très élevé.

Elle donne aussi l'eau florale de fleur d'oranger pour des infusions du soir, pour des pâtisseries parfumées et des lotions adoucissant la peau et les yeux.

De ses feuilles on tire l'huile essentielle de **petit grain bigarade** très apaisante.

L'huile essentielle d'orange est obtenue par grattage du zeste frais de l'orange douce, dont elle conserve l'odeur caractéristique. Elle est parfaite pour les soins de la peau, le rajeunissement des tissus, les bains reposants.

Nos recettes aux chapitres des bains, des frictions, des massages, du visage, des dents, des yeux et des parures odorantes.

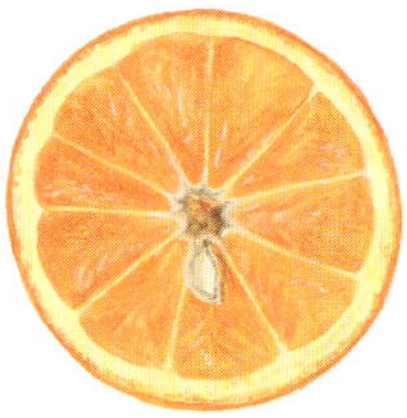

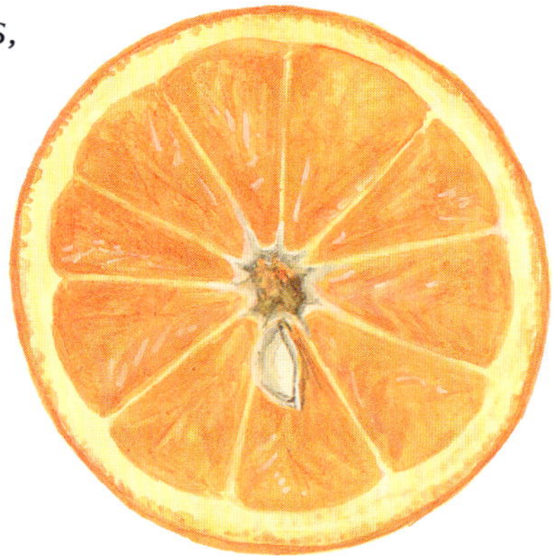

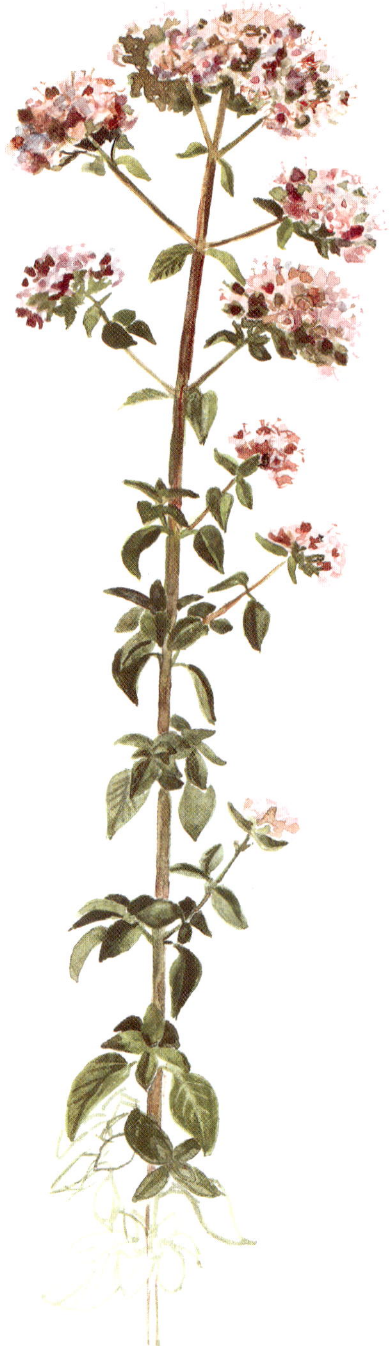

Origan (***Origanum vulgare,***
Famille des Lamiacées = Labiées)

La traduction littérale du grec signifie « beauté des montagnes ». Cette plante très aromatique, se cultive dans le Midi de la France et fleurit tout l'été. Elle parfume les plats et possède, en infusion, des vertus pour les problèmes respiratoires et digestifs, les rhumatismes, les torticolis et même les insomnies.

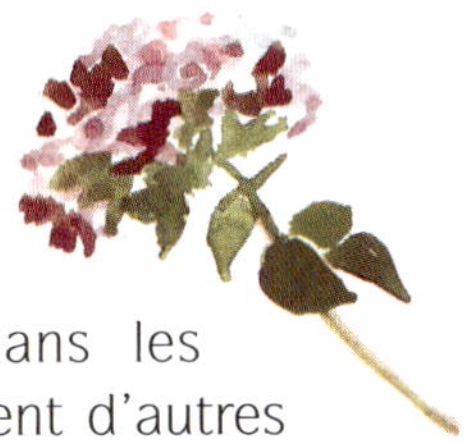

L'huile essentielle d'origan est un antiseptique puissant, un sédatif de la toux et un tonique du système nerveux.

Elle est bienvenue dans les massages en complément d'autres huiles essentielles. Attention à son emploi car, pure, elle pique la peau.

Nos recettes aux chapitres des massages et des pieds.

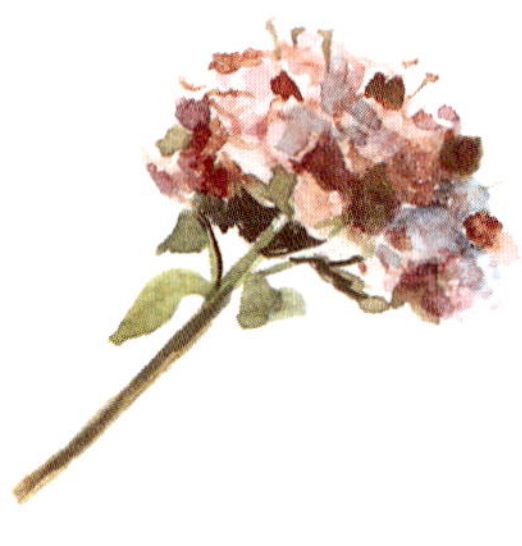

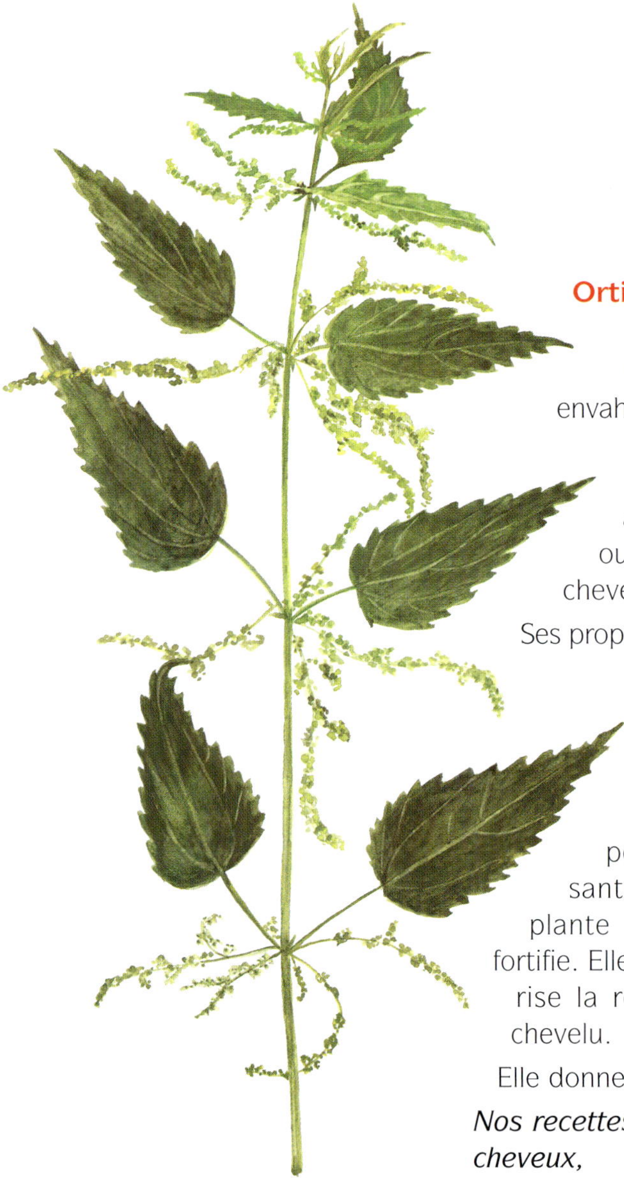

Ortie (***Urtica dioïca,***
Famille des Urticacées)

C'est une plante vivace qui envahit les lieux abandonnés. Sa tige est garnie de poils urticants. Pour ramasser ses sommités, au printemps, prenez des gants ou passez vous la main dans les cheveux !

Ses propriétés étaient déjà connues des Anciens. On utilise toute la plante en légume, infusion, lotion. Les feuilles sont riches en vitamines C et A, en fer, silice, calcium, soufre, potassium. Elles sont revitalisantes et dépuratives. C'est la plante royale des cheveux qu'elle fortifie. Elle en empêche la chute et favorise la repousse en tonifiant le cuir chevelu.

Elle donne force aux ongles cassants.

Nos recettes aux chapitres des cheveux,
des mains et des pieds.

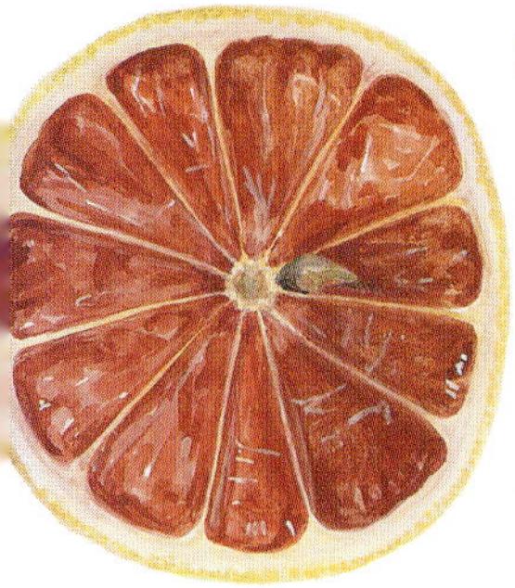

Pamplemousse (***Citrus paradisi,*** *Famille des Rutacées)*

Ce bel arbre à feuillage dense donne des fruits en grappe d'où le nom de **grapefruit.** Leur pulpe peut être jaune, rosée ou rouge. Son jus riche en vitamine C, à boire et à appliquer en lotion sur la peau stimule, tonifie, assainit.

Son extrait de pépin est un puissant antiseptique.

Nos recettes aux chapitres du visage et des cheveux.

Pêcher (***Prunus persica***, *Famille des Rosacées)*

Ce sont les Perses qui ont apporté le pêcher dans l'Empire romain. Il était originaire de Chine.

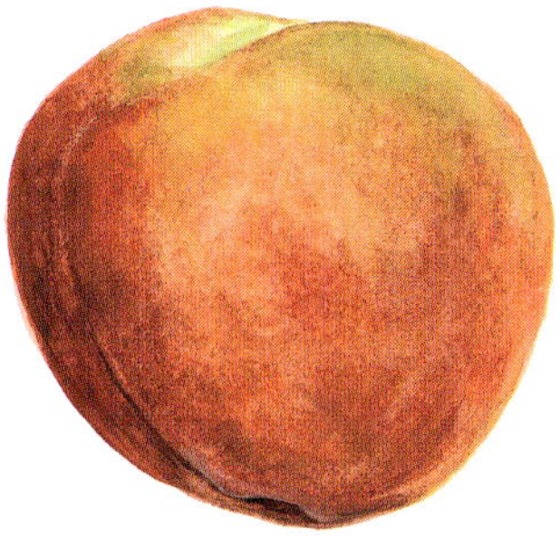

C'est le symbole de la douceur, du velouté voluptueux du visage. Le plus joli compliment que l'on peut faire à une jeune fille c'est d'admirer sa « peau de pêche », un rêve pour toutes les femmes !

Nos recettes au chapitre du visage.

Persil (***Petroselinum sativum,*** *Famille des Apiacées = Ombellifères)*

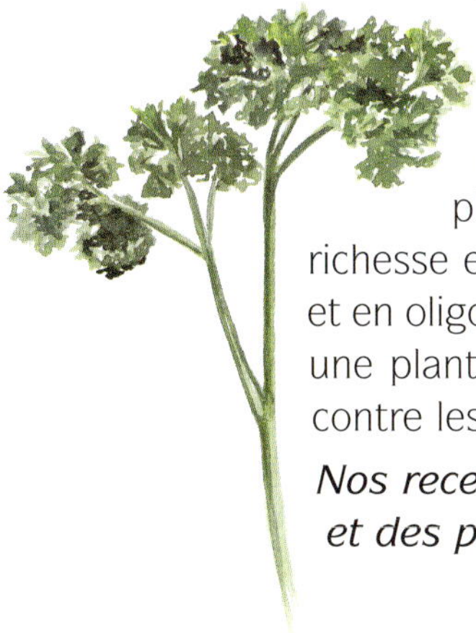

C'est la plus connue des plantes-condiments. Si les Grecs et les Romains y voyaient un remède, en revanche au temps de Charlemagne ce n'était qu'une plante culinaire. Ses feuilles qui possèdent une grande richesse en vitamines A et C, en sels minéraux, fer et calcium, et en oligo-éléments en font un aliment exceptionnel. C'est aussi une plante de beauté, renommée pour éclaircir le teint, lutter contre les rides et apaiser les yeux.

Nos recettes aux chapitres du visage, des yeux et des pieds.

Peuplier noir *(**Populus nigra,** Famille des Salicacées)*

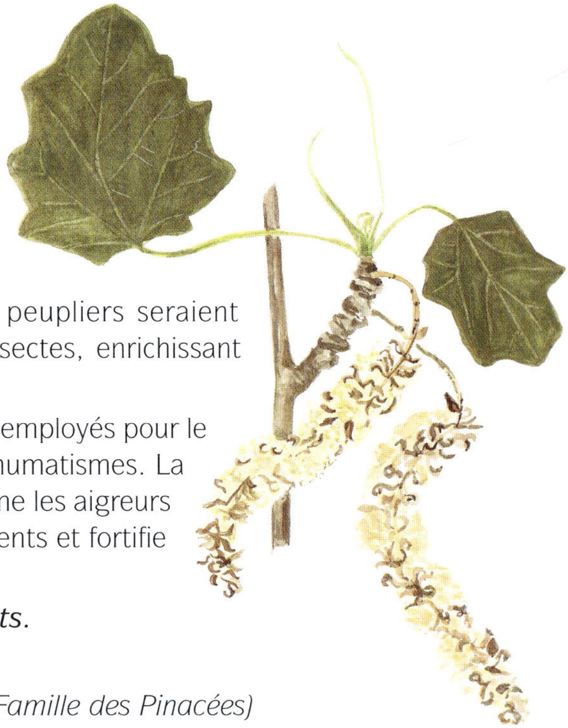

C'est un grand arbre à large cime irrégulière qui peut avoir jusqu'à 40 mètres de haut. Les bois de peupliers seraient accueillants aux oiseaux et aux insectes, enrichissant ainsi l'environnement.

Bourgeons odorants et écorce sont employés pour le traitement des bronchites et des rhumatismes. La poudre de charbon de son bois calme les aigreurs d'estomac, elle blanchit aussi les dents et fortifie les gencives.

Nos recettes au chapitre des dents.

Pin sylvestre *(**Pinus sylvestris**, Famille des Pinacées)*

Pin maritime *(**Pinus pinaster**)*

Les variétés de pins sont nombreuses, mais il n'est pas très difficile de les reconnaître, pin sylvestre, pin noir d'Autriche, pin parasol, pin maritime…

Nous parlerons du **pin sylvestre** et **du pin maritime** qui ont des propriétés voisines.

Les vertus antiseptiques de leurs bourgeons sont connues de tous et font merveille pour les problèmes respiratoires, les rhumatismes et les inflammations.

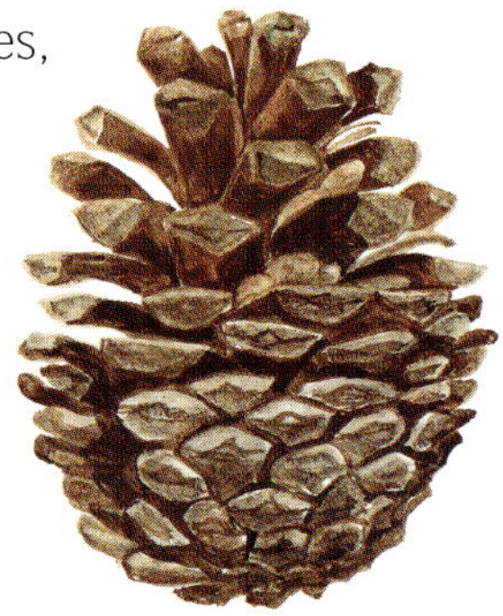

L'huile essentielle est obtenue par distillation des aiguilles et des bourgeons. Elle est antiseptique et stimulante, redonne force dans les bains et les massages.

Nos recettes aux chapitres des bains, des massages et du visage.

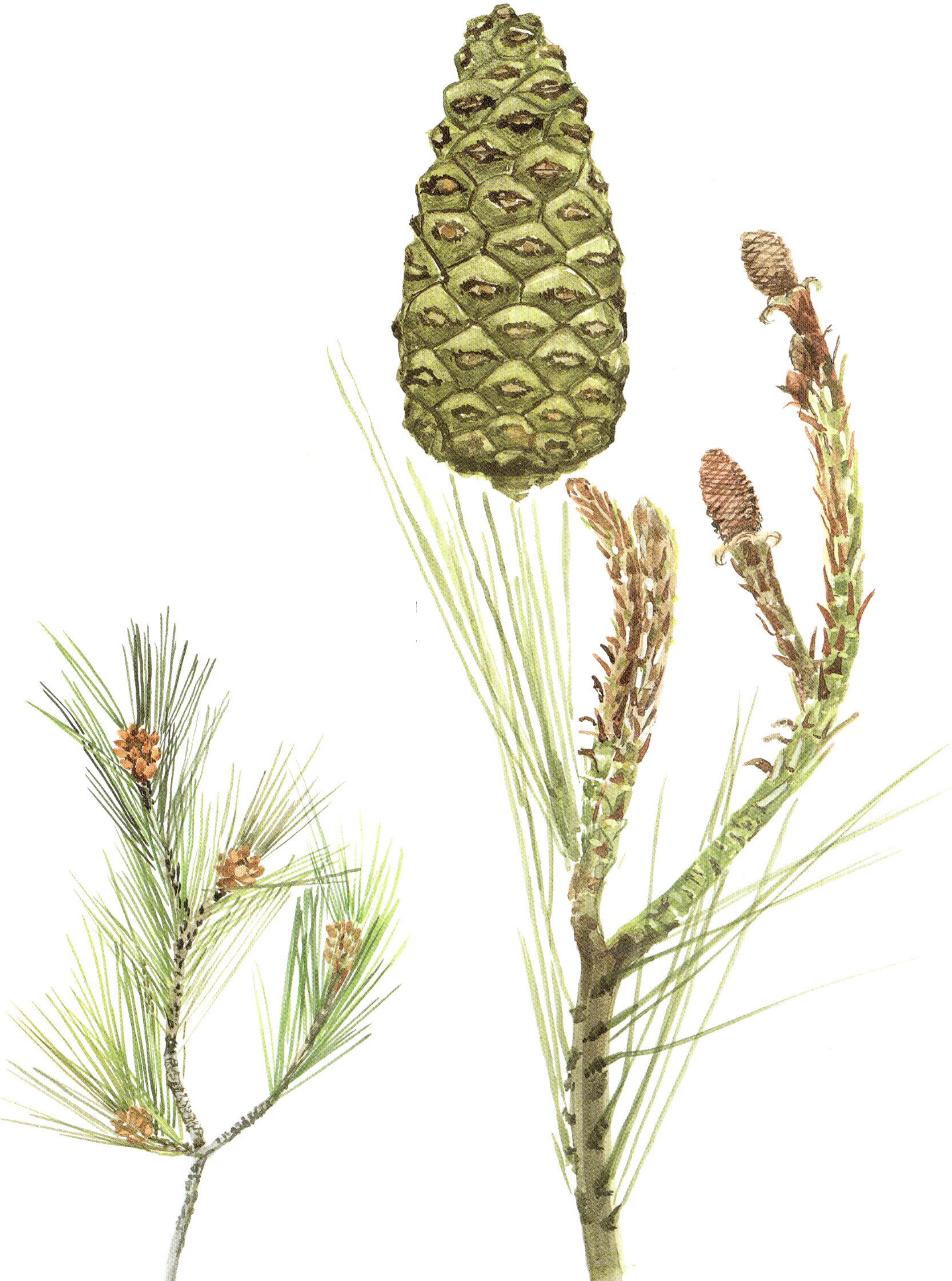

Plantain majeur *(**Plantago major,** Famille des Plantaginacées)*
Plantain lancéolé *(**Plantago lanceolata)***

Herbes vivaces, ils poussent sans souci sur les talus et les bords des chemins.

Une feuille froissée, placée sur une plaie, arrête le sang et accélère la cicatrisation. Elle calme les piqûres de guêpe et de moustique.

C'est aussi un astringent léger qui est surtout utilisé pour les soins des yeux. La pharmacie en compose certains collyres.

Nos recettes au chapitre des yeux.

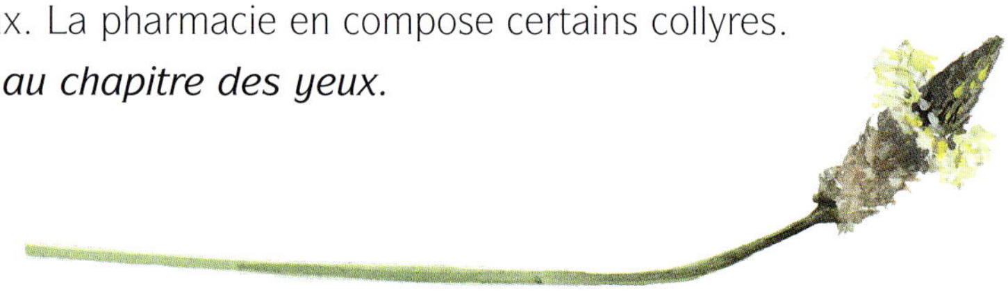

Pomme *(**Pirus malus,** Famille des rosacées)*

Originaire d'Asie, elle est cultivée en Europe.

Consommée crue, en jus, en tisane, en compote, la pomme est pleine de vertus.

Ne dit-on pas qu'une pomme mangée le matin éveille la mémoire et que le soir elle favorise le sommeil.

Comme la fraise, la pêche, le melon, c'est un excellent fruit de beauté. Sa pulpe est bienfaisante au visage.

Nos recettes au chapitre du visage.

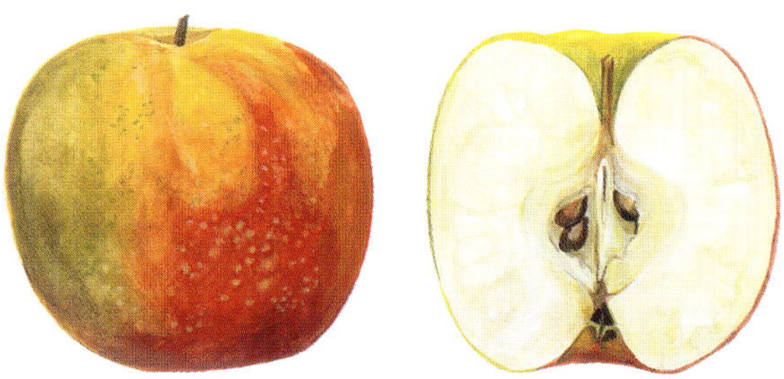

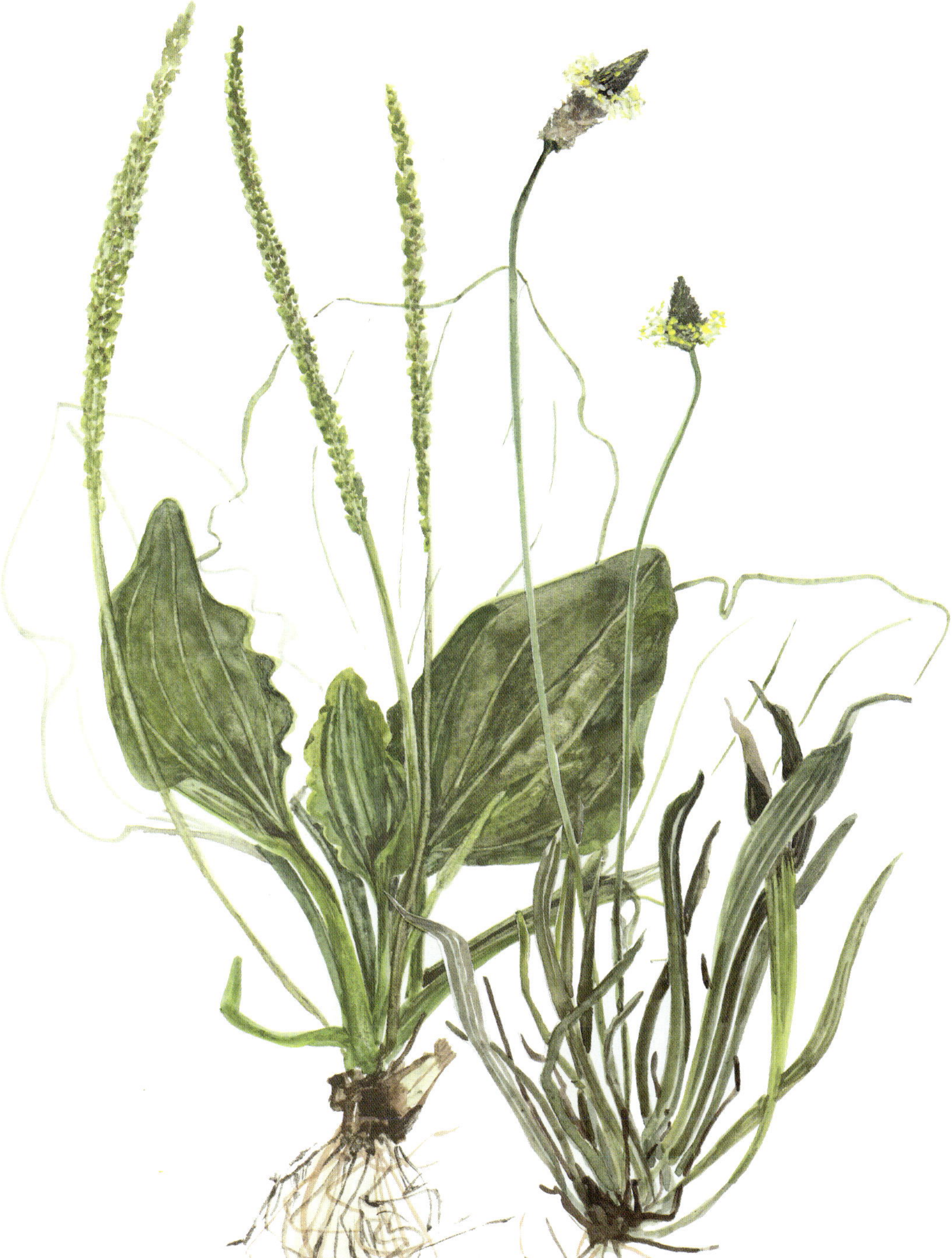

Pomme de terre (***Solanum tuberosum,*** *Famille des Solanacées)*

Originaire du Nouveau Monde, la pomme de terre, base de la nourriture des Incas, fut introduite en Europe par les conquérants espagnols, vers 1538.

Aujourd'hui c'est le légume roi. Ce que l'on connaît moins, c'est sa richesse en vitamine C et ses propriétés intéressantes pour les rhumatisants et les diabétiques.

Pour entrer dans notre propos, la pomme de terre crue et râpée a de grandes qualités calmantes.

Nos recettes aux chapitres du visage et des yeux.

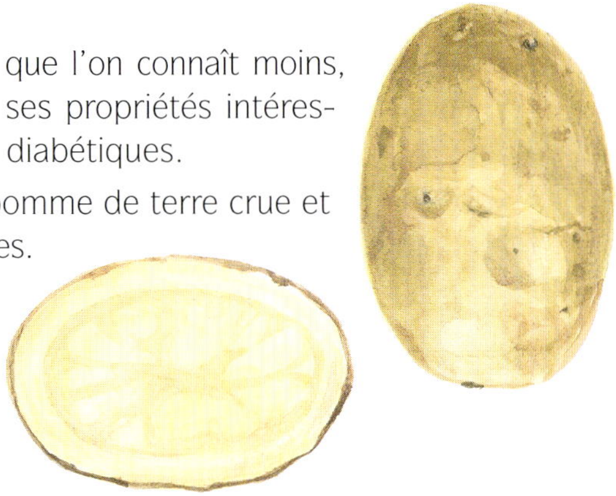

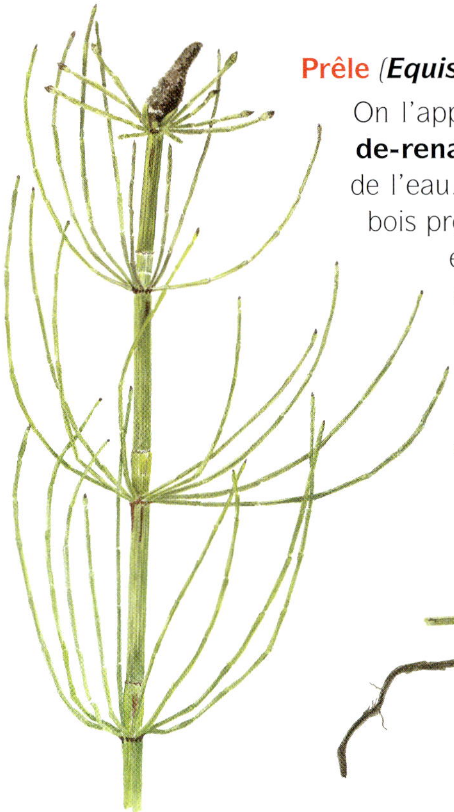

Prêle (***Equisetum arvense,*** *Famille des Equisétacées)*

On l'appelle souvent **queue-de-cheval, queue-de-renard, herbe à récurer.** Elle habite au bord de l'eau. Sa richesse en silice permet de polir les bois précieux, de récurer les casseroles. C'est un excellent reminéralisant pour prévenir caries dentaires, renforcer ongles cassants et cheveux qui tombent. Elle s'utilise en poudre et en décoction pour lotions.

Nos recettes aux chapitres des dents et des cheveux.

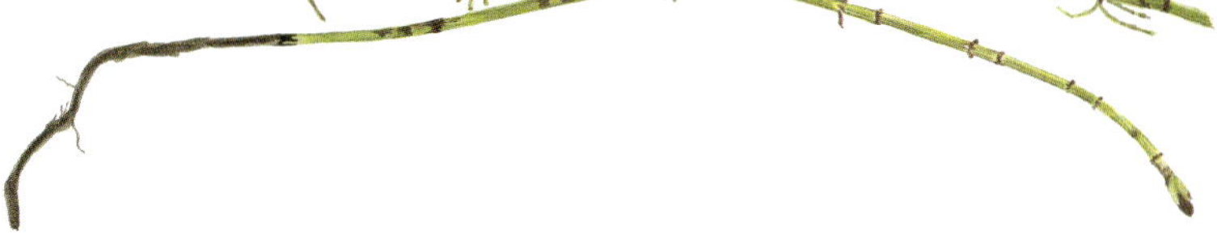

Ricin *(**Ricinus communis,***
Famille des Euphorbiacées)

Appelé aussi **palma-christi,** à cause de ses feuilles.

L'huile de ricin est traditionnellement utilisée dans les Antilles et en Afrique comme base des huiles de beauté.

Bien qu'épaisse, elle est totalement translucide. Elle fortifie cheveux et ongles et soigne les engelures.

Elle est utilisée aussi en soins vétérinaires pour faire pousser et épaissir la crinière des chevaux !

Planté autour de la maison, le ricin éloigne les moustiques !

Nos recettes au chapitre des yeux, des cheveux et des mains.

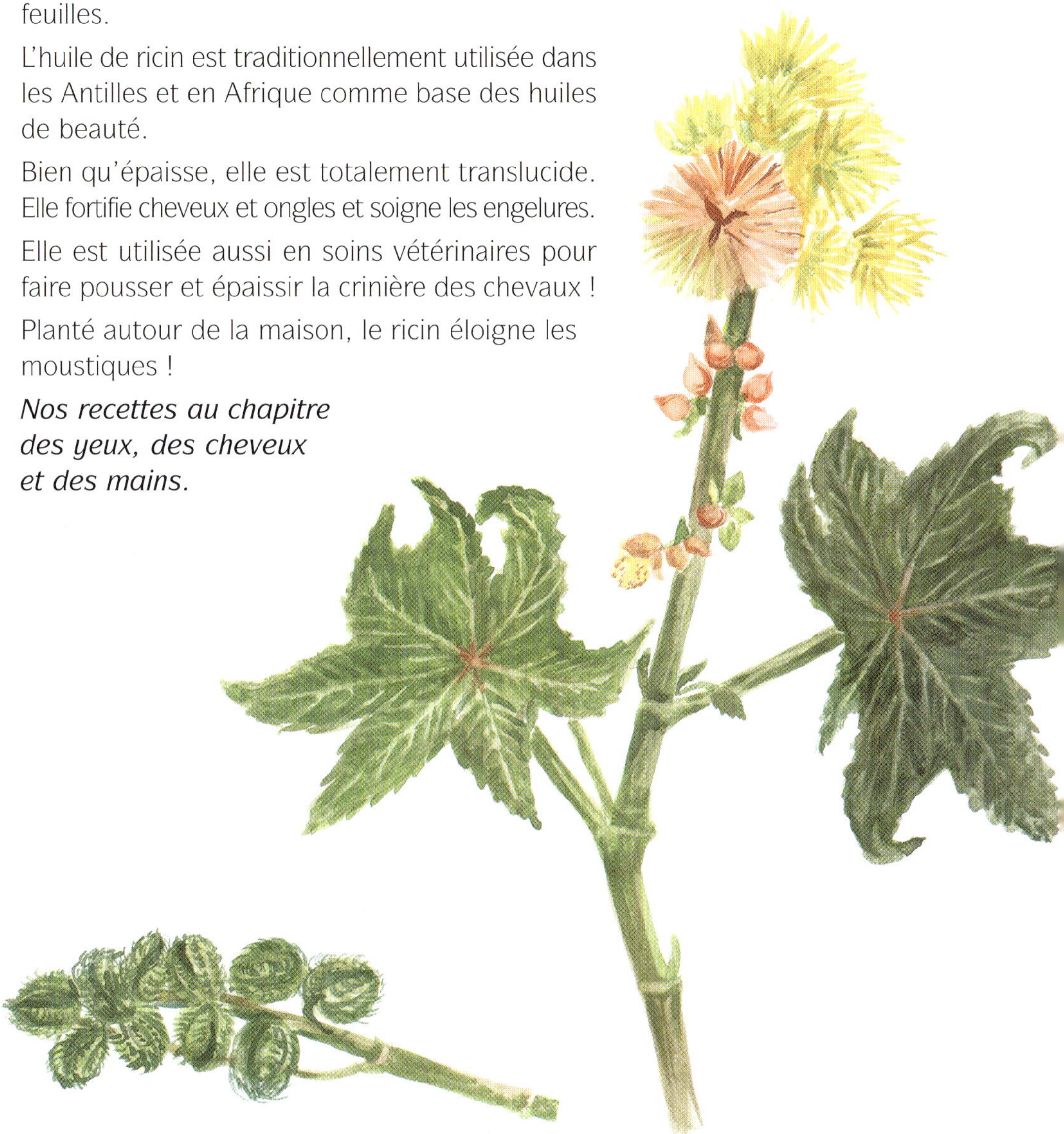

Romarin (***Rosmarinus officinalis,***
*Famille des Lamiacées = Labiées***)**

Plante des garrigues appelée aussi **herbe aux couronnes, rose marine, romarin des troubadours, encensier,** le romarin entrait dans les philtres d'amour, les élixirs de longue vie, l'eau de jouvence.

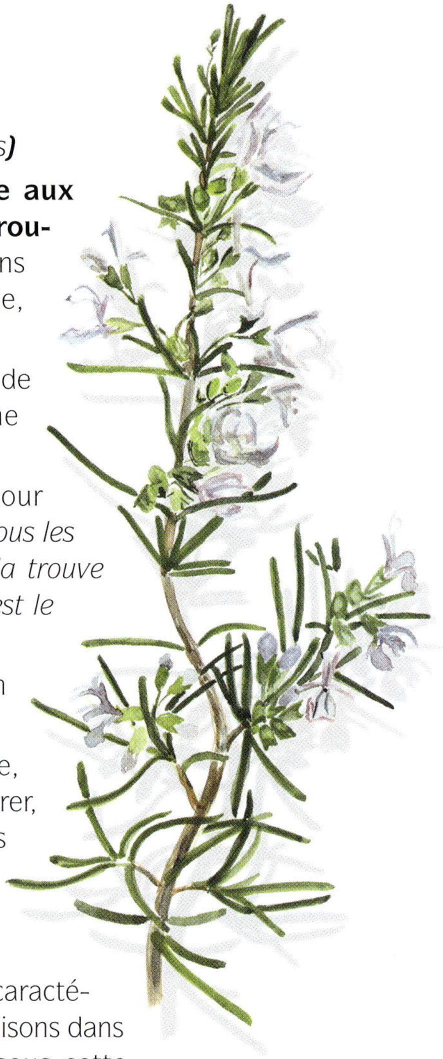

C'est aussi la base de « l'eau de la Reine de Hongrie ». Nous vous en donnerons une recette.

Madame de Sévigné avait une passion pour cette plante. *Elle est divine, je m'en enivre tous les jours. C'est une folie comme le tabac. Je la trouve bonne contre la tristesse. J'en suis folle, c'est le soulagement de tous les chagrins.*

Il a sa place en cuisine, en pharmacie, en cosmétique.

Réputé pour son action stimulante et tonique, il améliore la circulation du sang, fait digérer, tonifie le foie. On utilise ses feuilles fraîches ou sèches. Il donne beauté et jeunesse à la peau et aux cheveux. En bain et massage il apporte dynamisme et allant.

On trouve 3 huiles essentielles de romarin caractérisées par leur constituant principal. Nous utilisons dans nos recettes le romarin à cinéole. C'est sous cette appellation que vous le trouverez.

La science cosmétique utilise avec bonheur toutes les vertus de cette plante étonnante, liée au soleil.

Nos recettes aux chapitres des bains, des frictions, des massages, du visage, des dents, des cheveux, des mains et des pieds.

Ronce ***(Rubus fruticosus,***
Famille des Rosacées)

On l'appelle aussi **mûrier des haies** et **mûrier sauvage.** La mure fait la joie des enfants qui s'en barbouillent en se promenant. Les confitures, les gelées, les tartes, les sirops, les tisanes sont connus de tous, mais la décoction de feuilles de ronces pour les soins de la bouche l'est moins. C'est cette propriété qui a retenu notre attention.

Nos recettes au chapitre des dents.

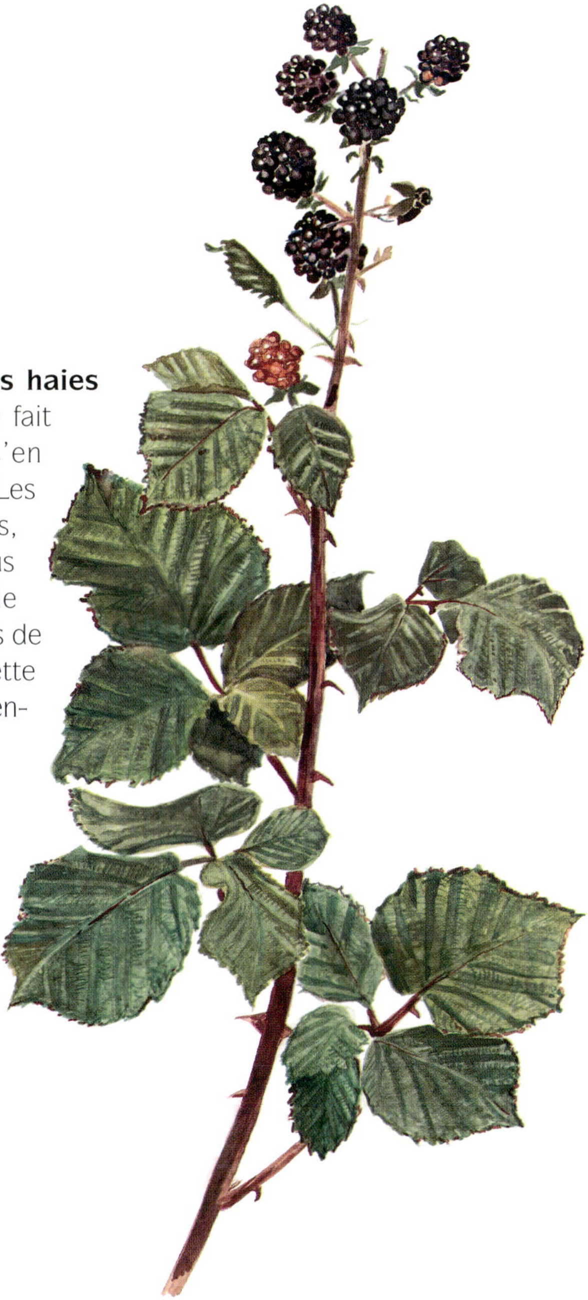

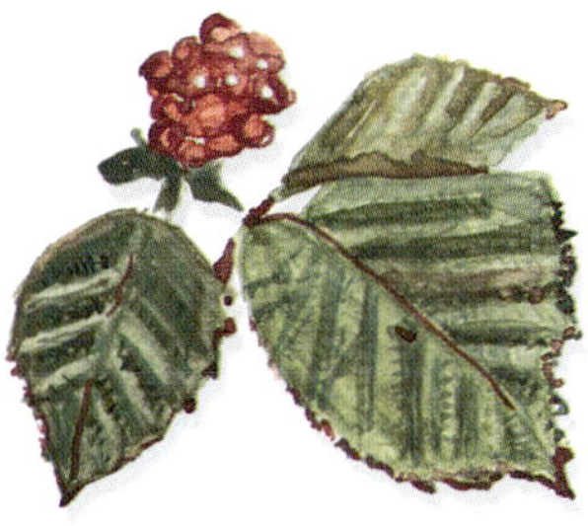

Rose *(**Rosa centifolia,** Famille des Rosacées)*

La rose la plus connue est la **rose rouge *(Rosa gallica)*** appelée aussi **rose de France** ou **rose de Provins,** que Thibault IV, dit « le Chansonnier » a rapporté, selon la légende, de Syrie au XIIIe siècle.

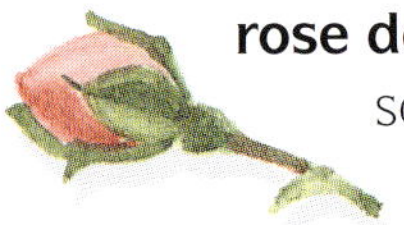

Les parfums, la beauté, la diversité des couleurs, la douceur et la tendresse des pétales font de la rose, symbole d'amour, la fleur magique par excellence.

Le « miel rosat », confit de miel aux pétales de roses, était un remède ancien pour les « faiblesses du cœur et de l'intestin ».

L'infusion a des propriétés astringentes, cicatrisantes, anti-inflammatoires.

C'est en parfumerie et en cosmétique que la rose est de nos jours la plus utilisée.

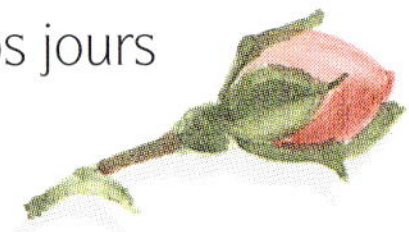

L'huile essentielle est extraite de trois variétés, ***Rosa gallica, Rosa centifolia*** et surtout ***Rosa damascena,*** la fameuse « rose de Damas », cultivée en Bulgarie qui en est actuellement le plus grand producteur.

Son parfum est divin... et son prix élevé (il faut distiller 4 tonnes de pétales de roses pour 1 kilo d'essence). Si on veut faire une folie elle se trouve en petits flacons de 2 ml !

Nous trouverons déjà notre bonheur avec les infusions de pétales et l'eau florale qui sont remarquables pour le visage (raffermissement, soin des rides, de la couperose), les yeux et la bouche.

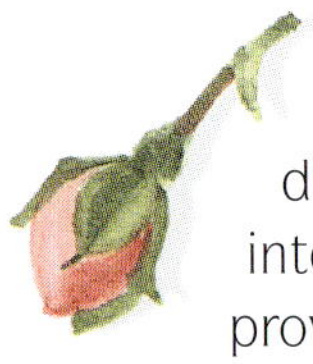

L'huile essentielle de rose est un puissant régénérateur cellulaire et nous retrouvons cette propriété dans l'huile essentielle de **bois de rose *(Aniba rosaedora)*** qui est particulièrement intéressante pour les soins de la peau (et plus abordable). Elle provient de la distillation du bois de rosiers tropicaux du Brésil et d'Afrique.

Son odeur rosée et fraîche procure une détente profonde.

La **rose musquée** ***(Rosa rubiginosa)***, genre de cynorrhodon, qui pousse dans les Andes et au Chili, donne une huile végétale obtenue à partir de ses graines. C'est une des huiles les plus riches en acides gras polyinsaturés qui possède une capacité de régénération étonnante sur les cicatrices et les brûlures. Elle revitalise les peaux sèches et lutte contre les rides.

Nos recettes aux chapitres des bains, des frictions, du visage, des dents, des yeux, des cheveux et des parures odorantes.

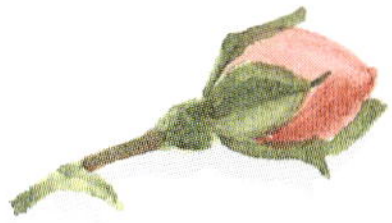

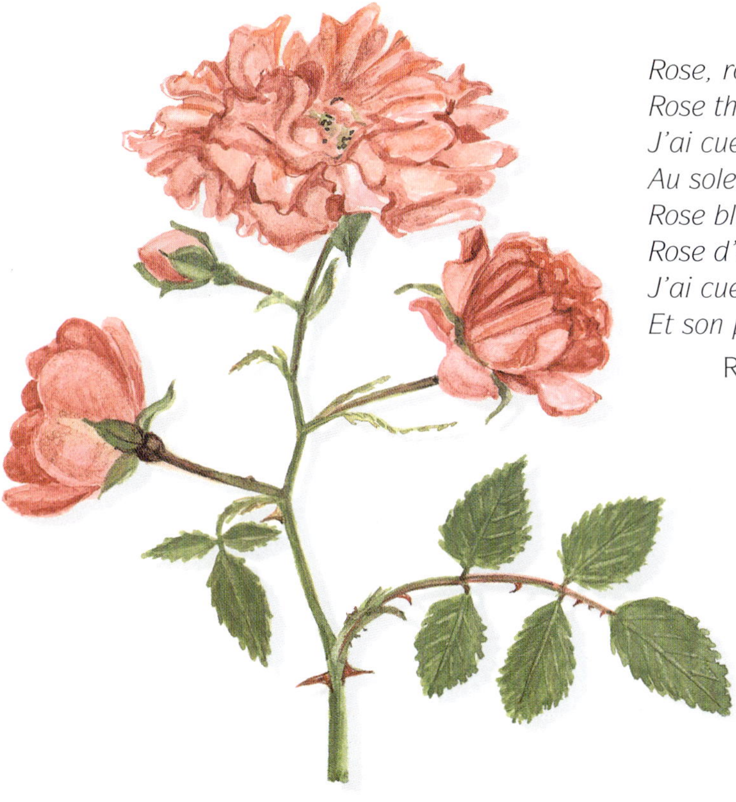

Rose, rose blanche
Rose thé
J'ai cueilli la rose en branche
Au soleil d'été
Rose blanche, rose rose,
Rose d'or
J'ai cueilli la rose éclose
Et son parfum m'endort.

Robert Desnos *

Santal (***Santalum album,*** *Famille des Santalacées)*

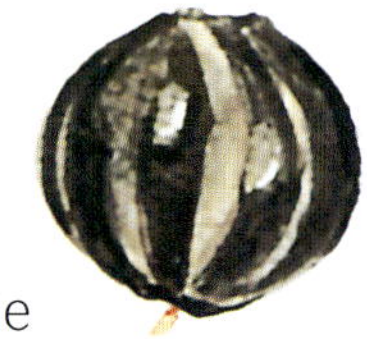

Ce grand arbre toujours vert, originaire de l'Inde, pousse en Australie, à Java, en Nouvelle-Calédonie.

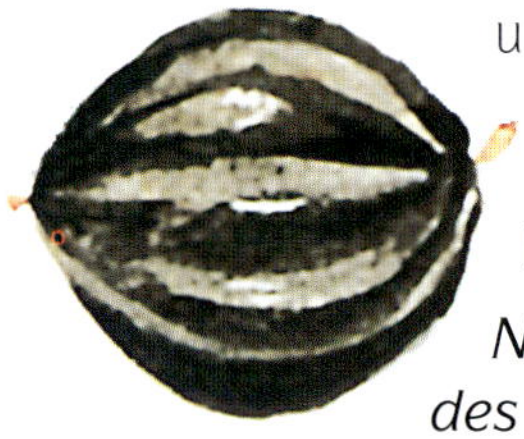

Son bois parfumé qui décore les temples donne une huile essentielle épaisse et de senteur profonde et persistante qui apaise et conduit à la méditation. C'est un bon revitalisant cellulaire pour la peau. Nous en avons fait un collier de perles.

Nos recettes aux chapitres des bains, du visage, des cheveux et des parures odorantes.

Saponaire (***Saponaria officinalis,*** *Famille des Caryophyllacées)*

Cette plante que l'on nomme aussi **savonnière** ou **herbe à foulon,** pousse spontanément en bordure de champs, dans des lieux rocailleux comme aux bords des rivières.

Elle contient de la saponine qui, au contact de l'eau, mousse et lave. La racine qui se récolte au printemps ou à l'automne en est très riche.

On s'en servait pour le lavage des vêtements délicats, elle fait un shampoing particulièrement doux.

Nos recettes au chapitre des cheveux.

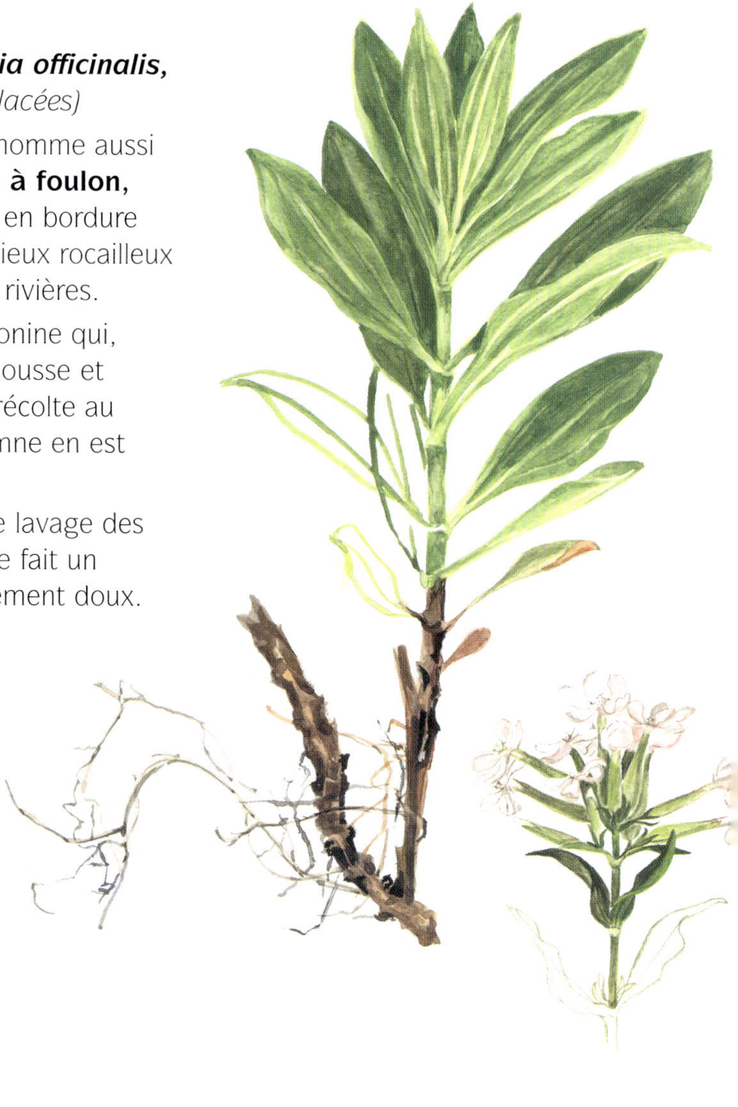

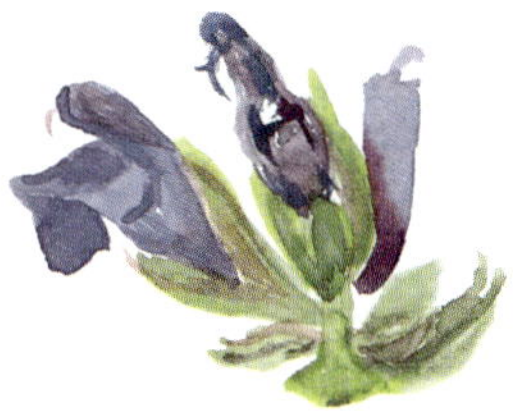

Sauge (***Salvia officinalis,***
Famille des Lamiacées = Labiées)

C'est l'**herbe sacrée,** l'**herbe qui sauve.** Les druides considéraient la sauge comme capable de guérir toutes les maladies. Elle participait à leurs cérémonies et incantations.

Un dicton provençal affirme : *qu'a de sauvi din soun jardin a pas besoun de médecin.* On dit aussi qu'elle chasse les mauvais esprits. La tradition voulait que, lorsque l'on emménageait dans une nouvelle maison, l'on remplisse un panier de sauge et qu'on la disperse tout autour.

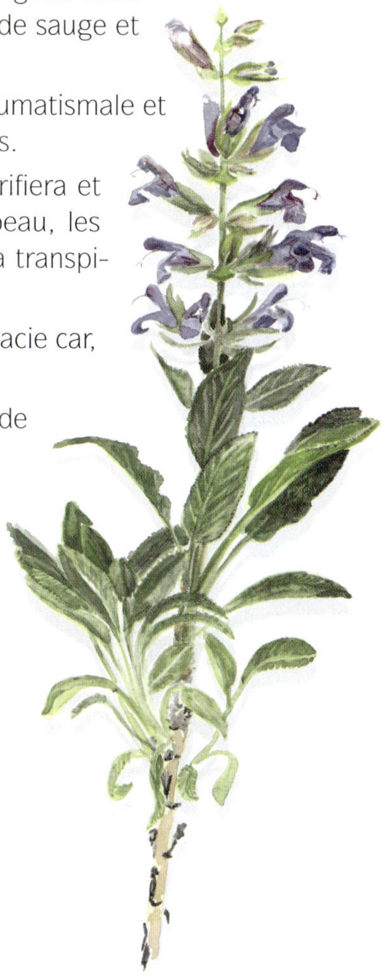

Elle est digestive, diurétique, fortifiante, antirhumatismale et anti-dépressive. On utilise l'infusion des feuilles.

Dans un bain ou en friction, la sauge vous purifiera et vous dynamisera. En lotion elle revitalise la peau, les cheveux qu'elle fait pousser. Elle freine aussi la transpiration.

Son huile essentielle n'est vendue qu'en pharmacie car, à forte dose, elle est toxique.

Son eau florale est très appréciée dans les soins de beauté.

En « bâton » d'encens, quelques brins séchés et noués, la sauge assainira la maison.

Nos recettes aux chapitres des bains, des frictions, du visage, des dents, des cheveux et des pieds.

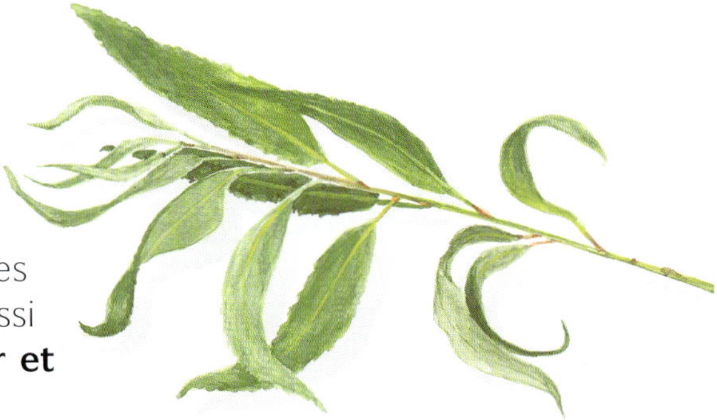

Saule (***Salix alba,***
Famille des Salicacées)

C'est un bel arbre qui aime les bords de l'eau. On l'appelle aussi **osier blanc**, **saux blanc, vivier et saule têtard.**

Dans la mythologie grecque le saule est dédié à Hécate, déesse de la Lune et des Enfers. Chez les Celtes, c'était le symbole de la mélancolie.

Ce sont l'écorce, les chatons et les feuilles qui sont utilisés pour leurs vertus médicinales. Ses vertus calmantes en font « l'arbre contre la douleur ». Il est aussi astringent et cicatrisant. L'écorce séchée, réduite en poudre tonifie les gencives et chasse les pellicules.

L'écorce de saule contient un glucoside, la salicine, qui diluée dans l'alcool, fournit un produit oxydé, l'acide salicylique. Ce dernier, modifié en acide acétyl-salicylique, porte le nom d'aspirine (Claude Meslay *).

Nos recettes aux chapitres des dents et des cheveux.

Souci (***Calendula officinalis,*** *Famille des Asteracées = Composées)*

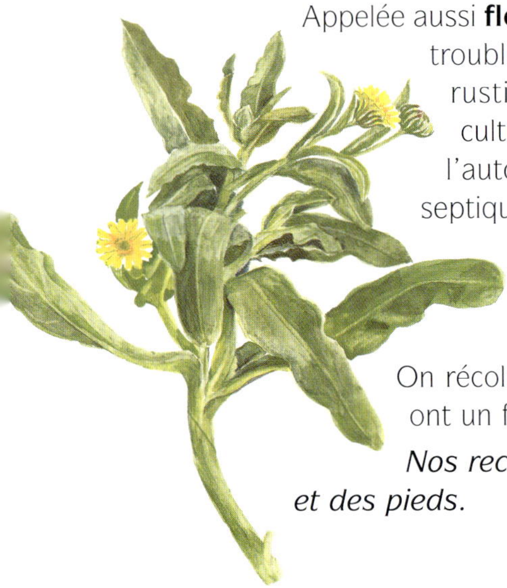

Appelée aussi **fleur de tous les mois**, le souci est actif pour les troubles de la menstruation. Petite plante annuelle rustique, aux jolies fleurs jaune orangé, elle est cultivée depuis le Moyen Âge et fleurit de l'été à l'automne. Elle est dépurative et circulatoire, antiseptique et cicatrisante.

Le souci a bonne réputation dans les soins de la peau, des dents et des yeux, car il est très adoucissant.

On récolte de préférence les fleurs les plus colorées qui ont un fort taux de substances actives.

Nos recettes aux chapitres des dents, des yeux et des pieds.

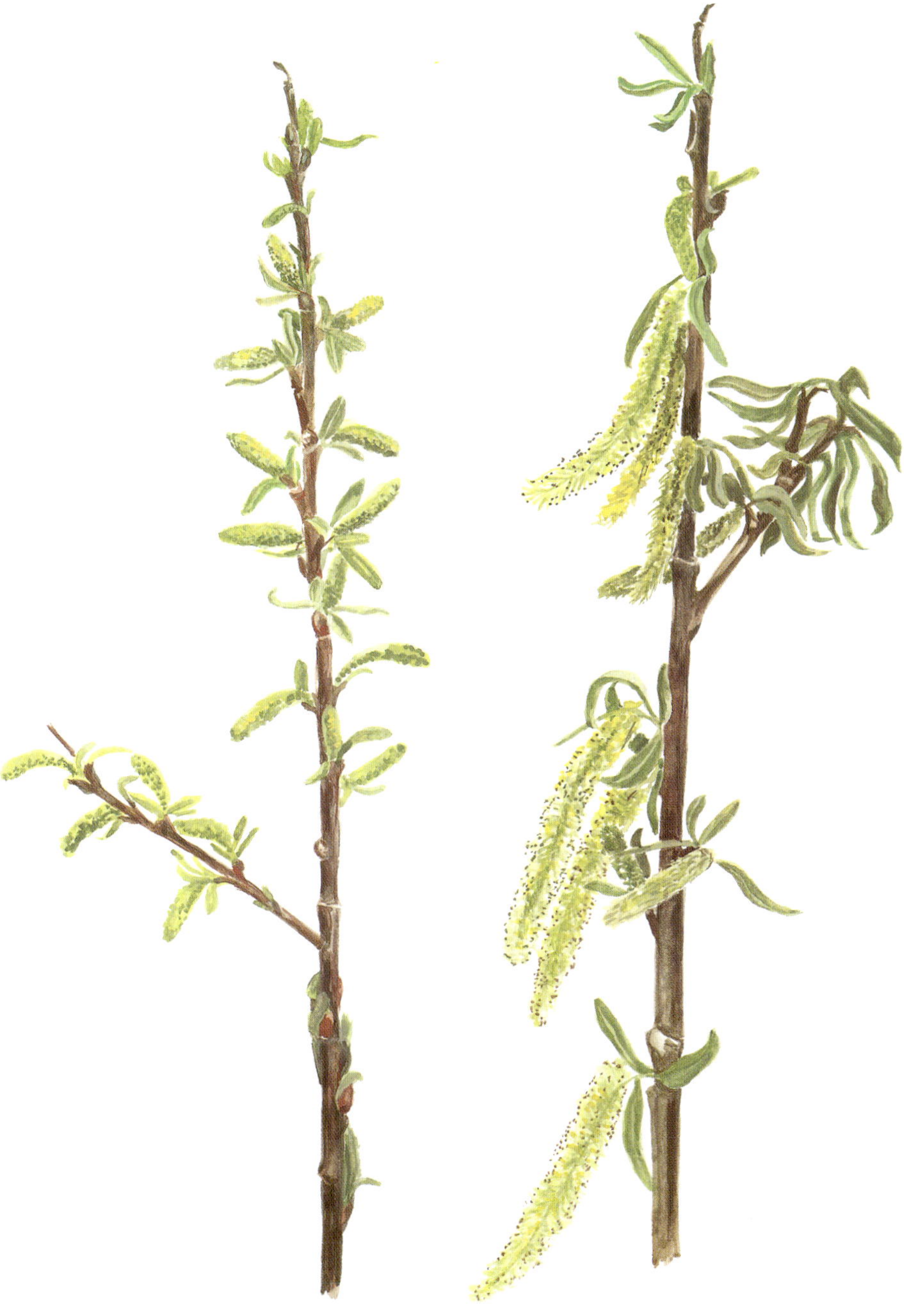

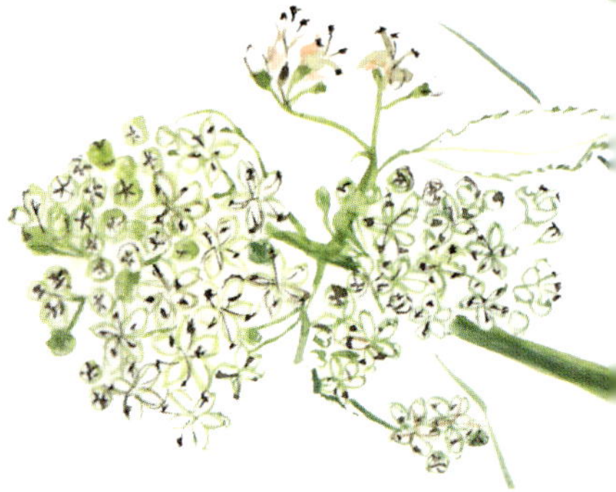

Sureau *(**Sambucus nigra,** Famille des Caprifoliacées)*

Lorsque le printemps arrive, les chemins creux embaument le sureau qui offre ses ombelles parfumées. Profitez-en pour préparer votre « vin de sureau ».

Ce gros arbrisseau serait connu dès la Préhistoire comme en témoignent des fouilles néolithiques.

On utilise les fleurs blanches en « vin de sureau », apéritif familial, en tisanes parfumées ou pour lutter contre fièvre et grippe, les fruits, petites baies rouges puis noires en sirops et confitures et la tige dont les enfants font... des sarbacanes. C'est aussi une plante tinctoriale.

Ce sont les vertus adoucissantes de ses fleurs qui nous intéressent particulièrement, en infusion pour la peau.

Nos recettes aux chapitres des bains, du visage, et des yeux.

Thym *(**Thymus vulgaris,** Famille des Lamiacées = Labiées)*

C'est la plante aromatique de Provence par excellence dont les noms chantent aux oreilles, **farigoule, farigoulette, barigoule**. Elle pousse partout, sur les collines, dans les garrigues et les jardins sauvages. Elle parfume les promenades et les plats...

Le thym est utilisé depuis des millénaires. Il faisait partie des éléments de l'embaumement chez les Egyptiens. C'était, chez les Grecs, le symbole du courage et de l'élégance.

Il a des propriétés stimulantes, cicatrisantes et anti-infectieuses. C'est un tonique général de l'organisme.

Son huile essentielle est un puissant désinfectant.

En eau florale, sauna, infusion... le thym purifie la peau tout en l'hydratant et l'adoucissant. Il tonifie aussi gencives et cheveux.

Nos recettes aux chapitres des bains, des frictions, du visage, des dents et des cheveux.

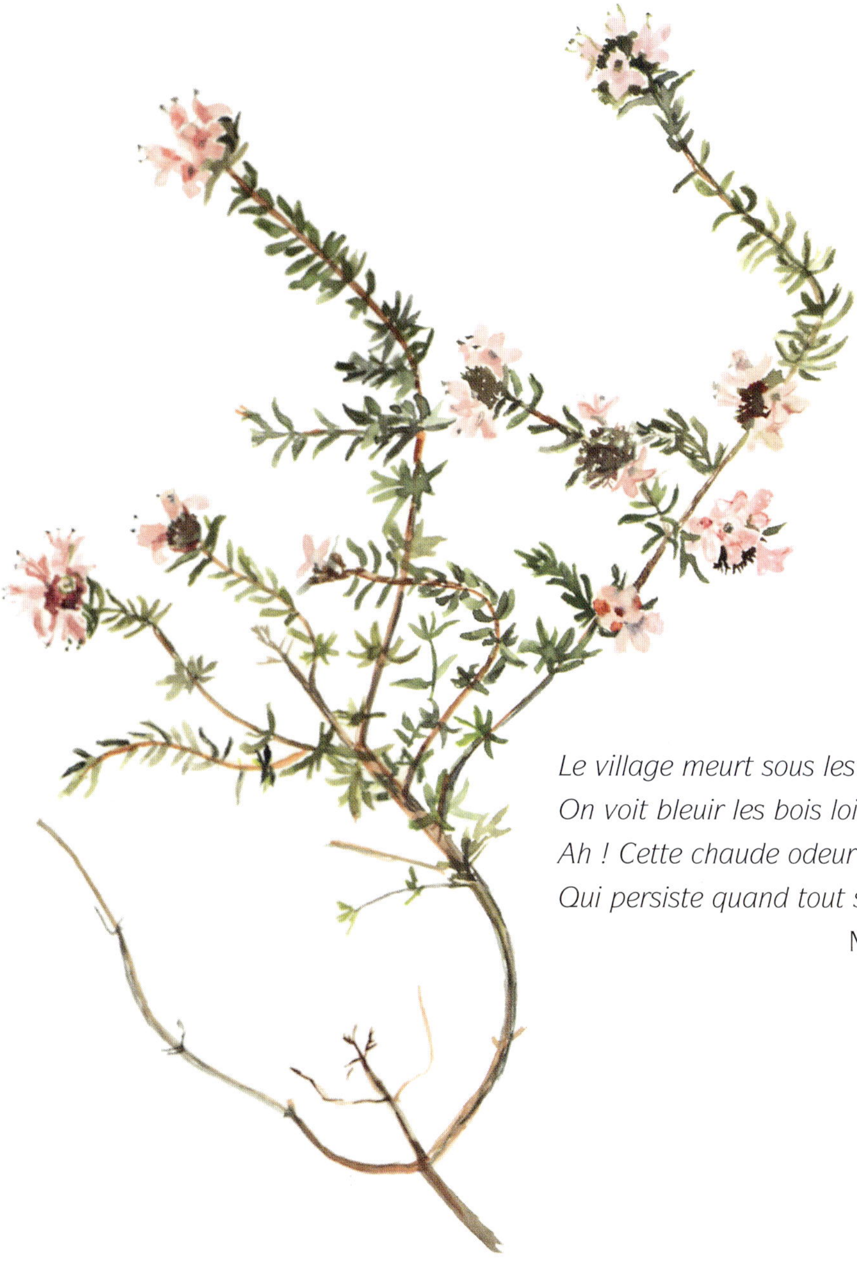

Le village meurt sous les trembles
On voit bleuir les bois lointains
Ah ! Cette chaude odeur de thym
Qui persiste quand tout s'éteint

Maurice Carême *

Tilleul (***Tilia sylvestris,*** *Famille des Tiliacées)*

Lorsque les tilleuls, arbres familiaux par excellence, sont en fleurs, c'est magique ! L'odeur est sucrée et les abeilles bourdonnent avec ardeur.

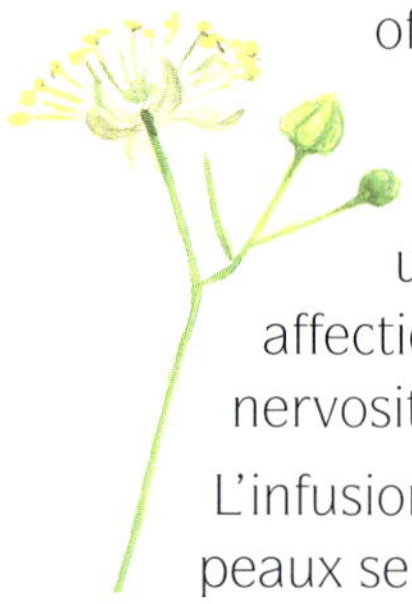

Nous aimons le tilleul, pour la tisane douce et réconfortante offerte par ses fleurs et bractées, pour sa liqueur et ses sucres parfumés.

Son écorce (aubier) est un excellent antispasmodique et un tonique hépatique. Ses fleurs sont bonnes pour les affections des bronches, elles font digérer, apaisent fatigue et nervosité.

L'infusion et l'eau florale tonifient, nettoient et adoucissent les peaux sensibles. Une tasse de tilleul ou un bain parfumé, avant de se coucher, prépare un sommeil paisible.

Nos recettes aux chapitres des bains, du visage et des pieds.

Tomate (***Solanum lycopersicum,*** *Famille des Solanacées)*

Originaire du Pérou et cultivée dans les jardins aztèques, elle entra en Europe au XVIe siècle dans les bagages des conquistadores espagnols.

Ce superbe fruit-légume est très riche en vitamines C et A. Il est diurétique, digestif et élimine l'acide urique. Dans les soins de beauté on utilise son jus, sa pulpe, pour éclaircir le teint, assainir et revitaliser les peaux normales et grasses.

Nos recettes au chapitre du visage.

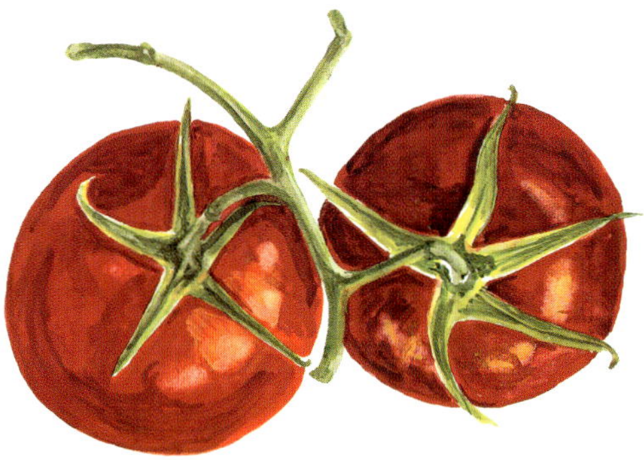

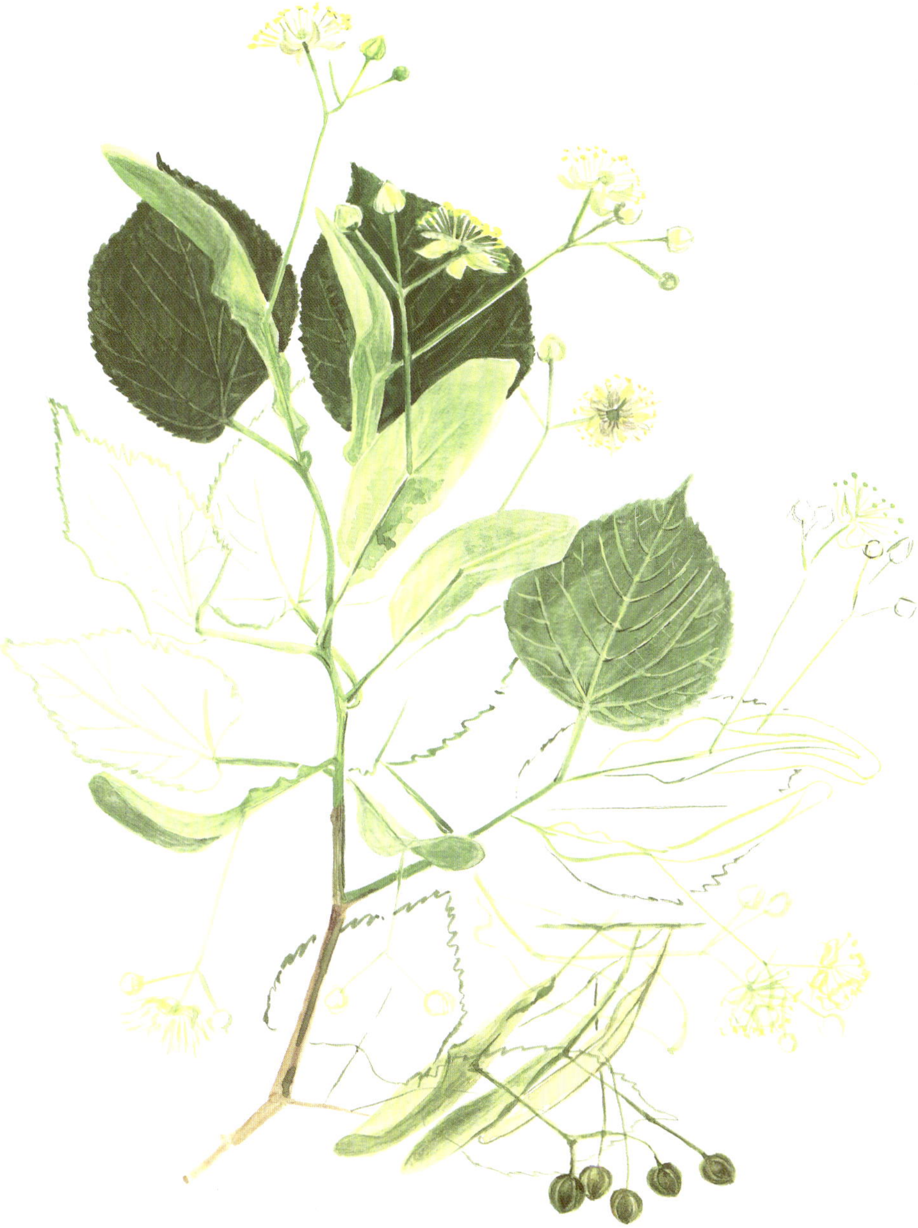

Tournesol (***Hélianthus annuus,***
Famille des Asteracées = Composées)

Plante herbacée annuelle, le tournesol, originaire d'Amérique du Nord, est une plante très ancienne. On a retrouvé des graines vieilles de 4500 ans. Il fut introduit en Europe au XVIe siècle. On l'appelle aussi **soleil, girasol, fleur de soleil** et **soleil des jardins.**

C'est la plante solaire par excellence. Elle nous offre généreusement ses graines pour une huile, ses jeunes capitules que l'on peut manger comme des artichauts et sa beauté dorée.

L'huile de tournesol a une odeur légère et un peu farineuse, elle est très riche en acide linoléique ce qui la rend intéressante pour l'alimentation et les soins de beauté.

Sa grande fluidité et sa richesse nutritive en font une excellente huile de massage.

Nos recettes aux chapitres des massages et du visage.

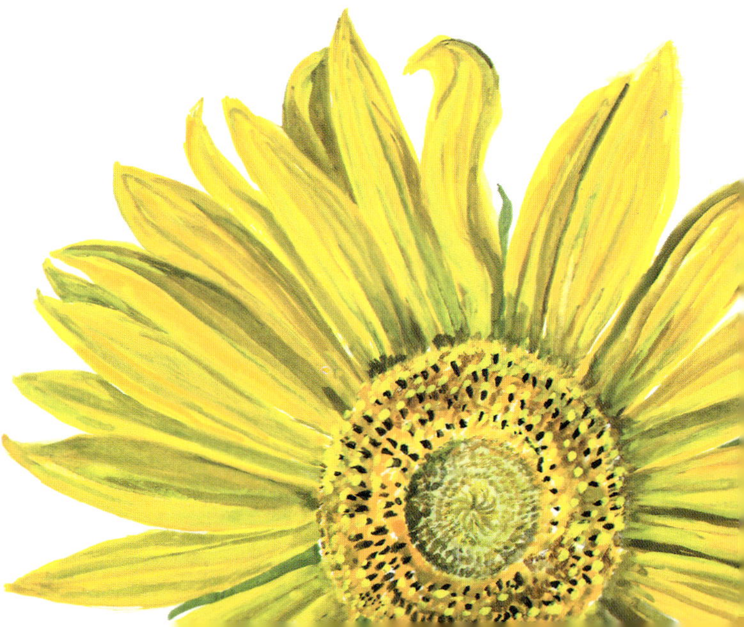

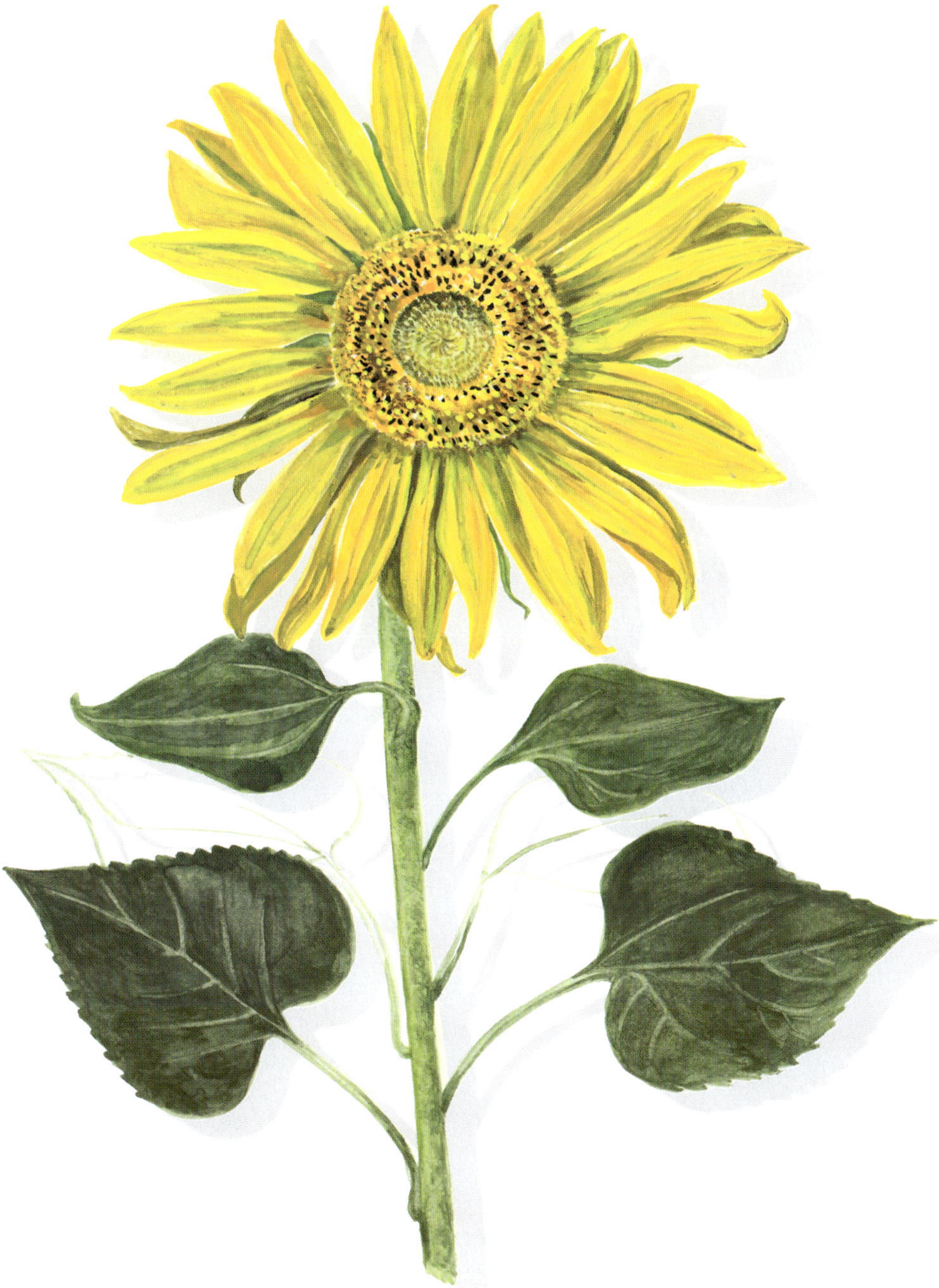

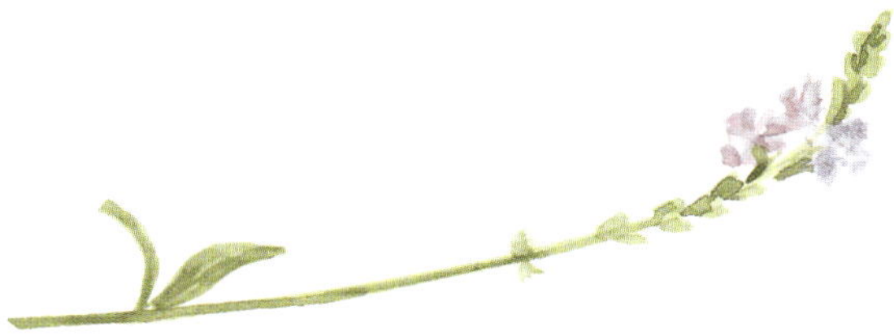

Verveine odorante *(**Lippia triphylla,** Famille des Verbénacées)*

La verveine odorante est cultivée dans les jardins et l'on utilise ses feuilles, à odeur citronnée, pour des tisanes apéritives, antispasmodiques et des liqueurs digestives.

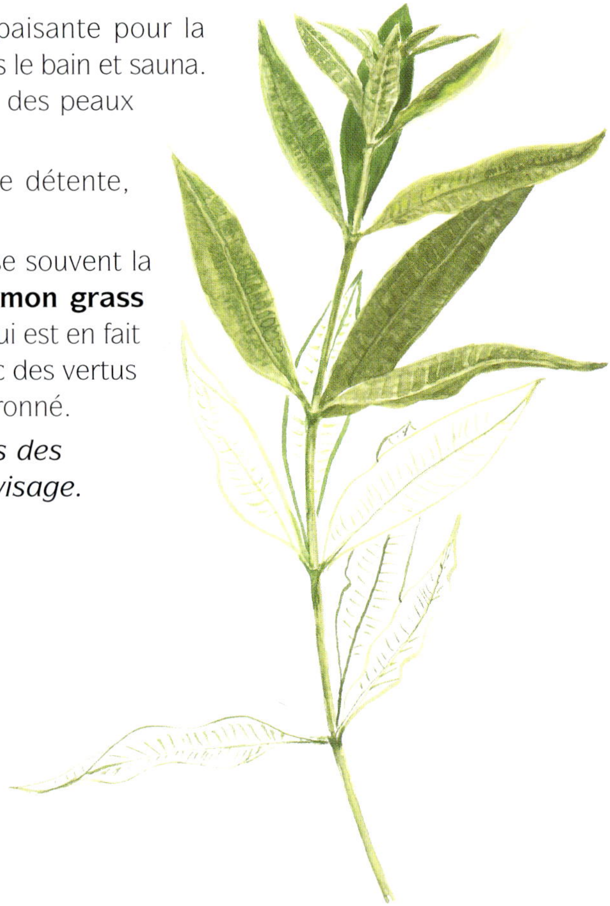

Elle est adoucissante et apaisante pour la peau, en lotion, infusion dans le bain et sauna. C'est une aide dans le soin des peaux sèches.

Son parfum procure grande détente, bien-être et joie de vivre.

En huile essentielle on utilise souvent la **verveine des Indes** ou **lemon grass** (***Cymbopogon citratus***), qui est en fait une graminée odorante avec des vertus relaxantes et un parfum citronné.

Nos recettes aux chapitres des bains, des frictions et du visage.

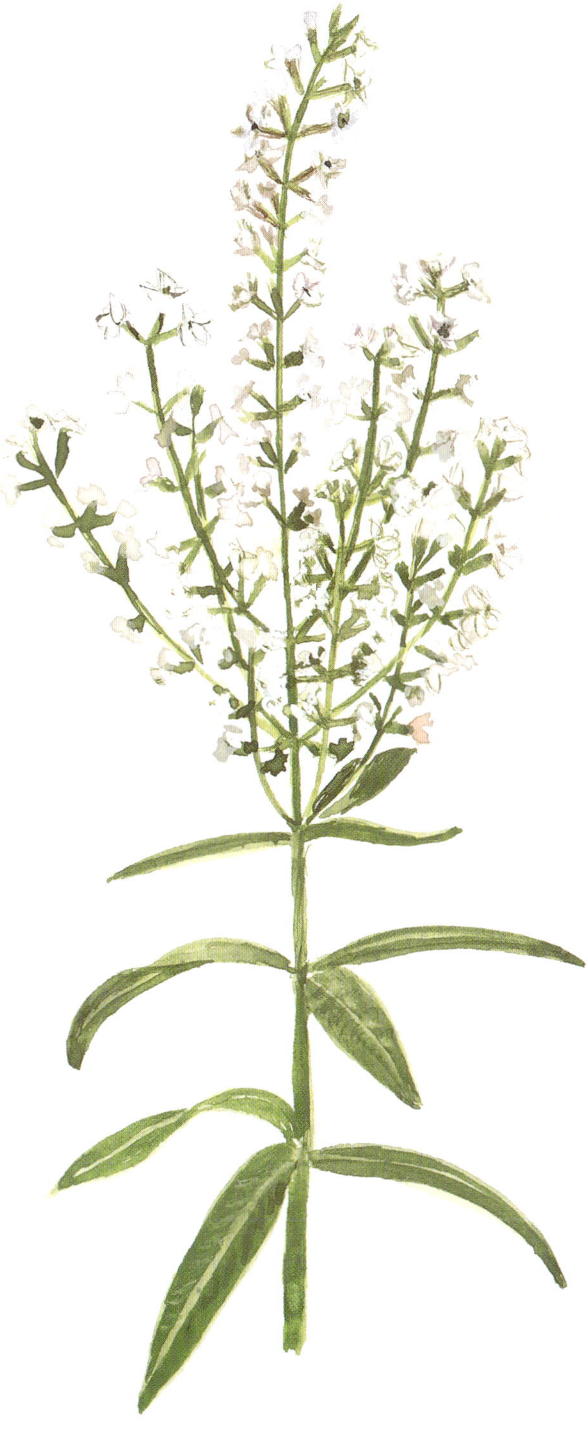

Ylang-ylang (***Cananga odorata,*** *Famille des Anonacées)*

Originaire de Chine ou de Malaisie, l'ylang-ylang, son nom fait rêver qui signifie « fleur des fleurs », fut introduit à la Réunion, à Madagascar et aux Comores, au XIXe siècle.

C'est un arbre qui peut atteindre 20 mètres de haut, mais il est taillé à 2 à 3 mètres pour faciliter la cueillette.

Ses fleurs, en grappes, se succèdent continuellement offrant tout au long de l'année, sous l'action du soleil, une odeur forte, agréable et capiteuse qui a fait surnommer la Grande Comore « l'Ile aux parfums ». Celle-ci est, avec ses 400 alambics, le premier producteur mondial d'huile essentielle d'ylang-ylang destinée à la parfumerie, à la cosmétique mais aussi à l'aromathérapie.

Lorsque le bouton floral s'ouvre, il n'a aucune odeur. Il faut laisser la fleur, 15 à 20 jours, jaunir sous l'action du soleil pour que le parfum s'épanouisse et s'envole.

Quand la fleur se fane et que son cœur se teinte de rouge, c'est le moment de la cueillir. La récolte est distillée à la vapeur d'eau et l'on en tire plusieurs qualités d'huiles essentielles.

Il faut toujours choisir l'huile essentielle d'ylang-ylang complète ou totum ou extra.

Cette huile ambrée, à l'odeur chaude, suave et orientale entre dans de nombreuses préparations. Elle est antiseptique, tonique, aphrodisiaque et régule le cœur et le système nerveux. Elle est merveilleuse pour les soins des cheveux et de la peau.

En massage ou en diffusion, elle apaise et éloigne le stress.

Nos recettes aux chapitres des bains, des massages, du visage, des cheveux, des mains et des parures odorantes.

Toutes ces plantes, nous les avons choisies pour leur beauté, leurs parfums et leur générosité. Nous les avons aimées, regardées avec tendresse, nous les avons respirées, nous les avons dessinées.

Maintenant nous allons cueillir leurs vertus avec délicatesse.

Voici nos recettes.

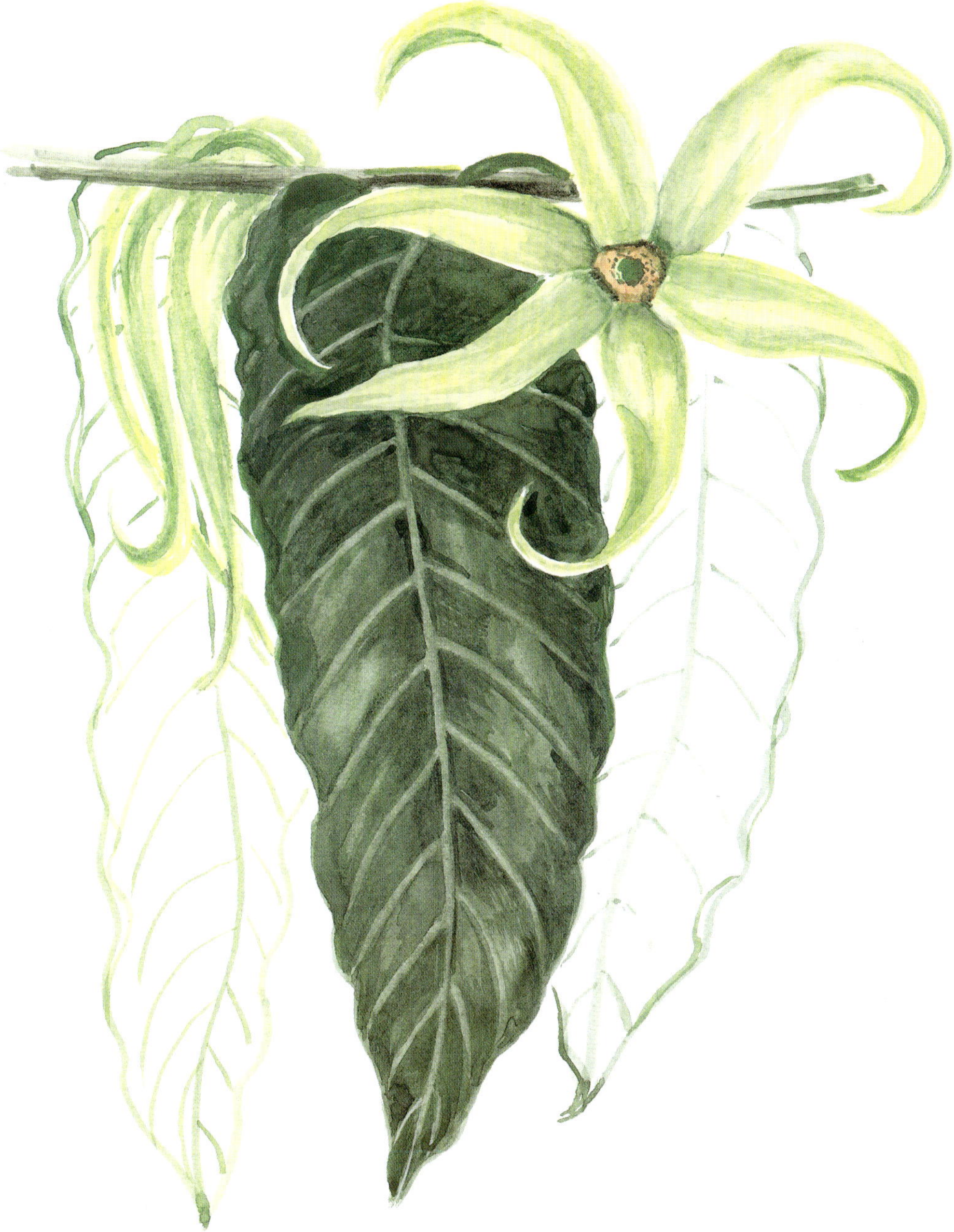

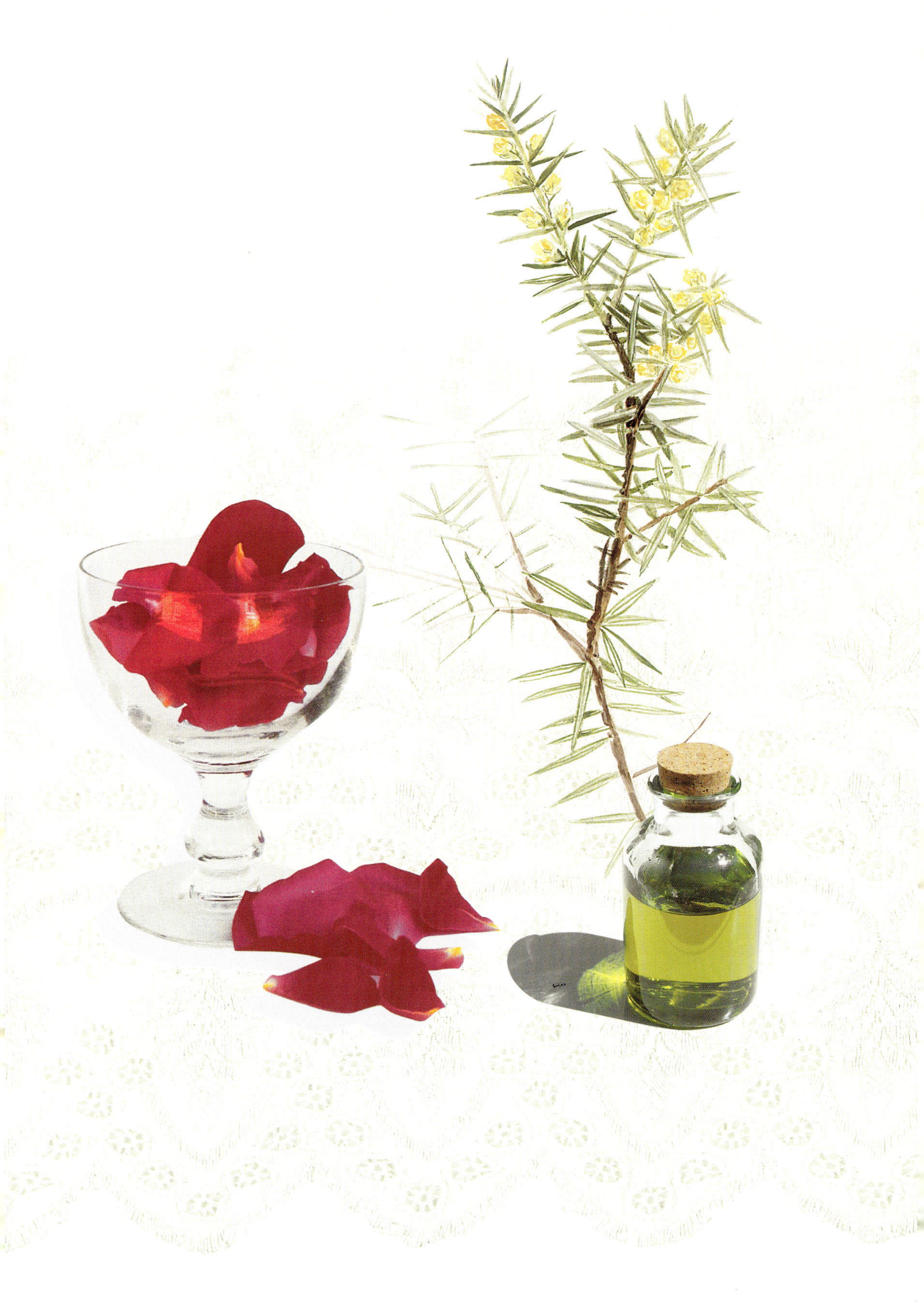

Recettes de beauté Secrets de plantes

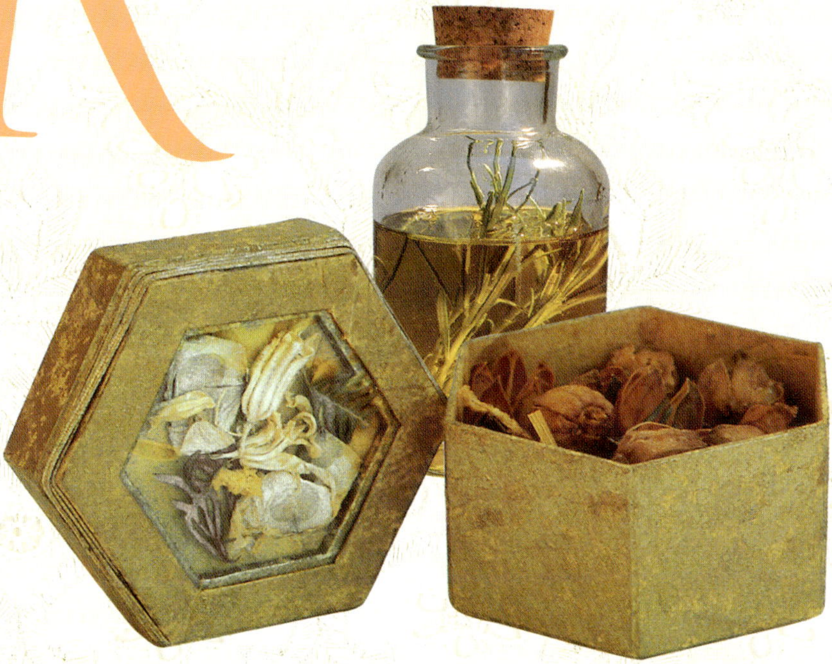

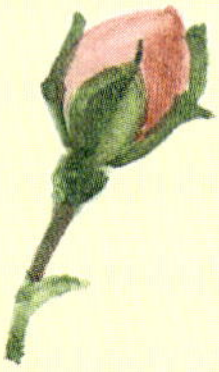

Composants

Si cueillir ses plantes de beauté est un bonheur joyeux, si les choisir est tout un art, les préparer est un acte de tendresse et de douceur.

Nous avons glané, recueilli, composé quelques recettes de beauté. Nous les avons choisies pour montrer la diversité et la richesse des bienfaits qu'offrent les plantes pour les soins et l'harmonie du corps.

Nous les avons choisies simples à mettre en œuvre et agréables. Certaines nous ravissent et nous conviennent davantage que d'autres.

Essayez, testez, choisissez et ne retenez que ce qui est en accord avec vous. Cherchez y votre bonheur, celui de votre peau, celui de votre corps.

Vous pouvez cueillir, ramasser, préparer vous-même certains constituants, d'autres devront être achetés.

Les procédés par lesquels sont extraits les principes actifs des plantes vous ont été indiqués au chapitre de la *Générosité des Plantes.*

Voici un petit lexique des ingrédients employés.

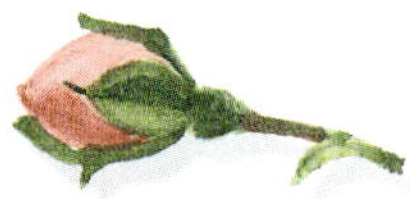

Suc de plantes, de fruits et de légumes, pulpe de fruits et de légumes

Si vous en avez dans votre jardin ou dans la campagne à l'entour, c'est merveilleux. Sinon, cherchez marchand ou producteur offrant des produits de grande fraîcheur, bio si possible.

Que ce soit en lotions ou en masques, ils sont à utiliser tout de suite, pour éviter l'oxydation des précieuses vitamines.

Infusions et décoctions

Vous les ferez avec des plantes fraîches ou sèches que vous aurez cueillies au bon moment, en préservant la nature. Prélevez juste ce qui est nécessaire.

Vous pouvez aussi les acheter chez le producteur, dans les herboristeries et les pharmacies. Utilisez les plantes fraîches rapidement, gardez les plantes sèches au sec, à l'abri de la lumière. A renouveler tous les ans.

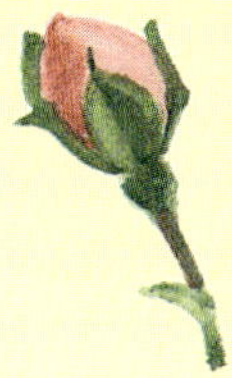

Pour l'**infusion** qui concerne surtout les fleurs et plantes fragiles, verser l'eau frémissante sur les plantes fraîches ou sèches et laisser infuser hors feu dans une tisanière de verre ou de porcelaine, de 5 à 10 minutes.

Les infusions se gardent au réfrigérateur de 4 à 7 jours. Dès qu'il y a changement d'odeur ou d'aspect, il faut les jeter.

Un petit conseil, si vous aimez les tisanes après un repas ou avant de dormir, n'hésitez pas à en faire un peu plus. Elles seront les bienvenues pour des lotions de douceur.

Pour les **décoctions** qui concernent les tiges, les racines, les écorces, les semences, coupez la plante en morceaux, mettez-la à l'eau froide et porter à ébullition pendant 10 à 20 minutes, puis laissez infuser une dizaine de minutes. Filtrez.

Laits de macération

C'est la macération dans de l'eau froide de graines entières ou moulues, amande, orge, avoine. L'opération est assez rapide (20' à 3 heures) à faire soi-même. Les liquides obtenus par filtration sont utilisés purs ou avec d'autres produits pour nettoyer et nourrir la peau. Ils se gardent plusieurs jours, voire une semaine au réfrigérateur. Les jeter dès que l'aspect et l'odeur changent.

Avoine *(Avena sativa, Famille des Poacées = Graminées)* Cette graminée gracieuse cultivée comme le blé est un aliment très reconstituant. Pour la beauté on retient ses qualités adoucissantes. Elle fournit un lait d'une douceur incomparable.

Huiles végétales

Précieux liquides extraits des graines et des semences, les huiles végétales apportent des vitamines qui régénèrent les cellules et des acides gras essentiels qui nourrissent et hydratent la peau.

Elles servent de base aux macérations de plantes, elles accueillent les huiles essentielles pour composer des huiles de soins et de massage. Elles peuvent aussi être utilisées pures.

Elles doivent être conservées à l'abri de la lumière et de l'air pour éviter

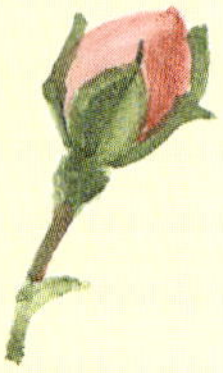

ou retarder leur oxydation et donc leur rancissement plus ou moins rapide selon les huiles, (de quelques mois à 1 an).

L'huile d'olive et l'huile de sésame se gardent très bien. Celles de germe de blé, de carthame sont stables. L'huile d'amande douce est fragile, celle de bourrache aussi.

Les huiles essentielles freinent le rancissement.

Il vaut mieux plusieurs petits flacons, bien bouchés, protégés de la lumière, que l'on utilise au fur et à mesure de ses besoins, qu'un flacon plus grand dans lequel on prélève de temps à autre pendant une durée plus longue.

La plupart des huiles qui sont citées dans les recettes sont aussi d'excellentes huiles alimentaires qui font profiter notre organisme de leurs propriétés et donnent aux salades et légumes une note de goût savoureuse et originale.

Il faut les choisir bio, (c'est-à-dire sans pesticides, ni insecticides), vierges (c'est-à-dire non raffinées) et de première pression à froid (c'est-à-dire non altérées par la chaleur). Les plus courantes se trouvent dans les rayons bio des grandes surfaces. Elles sont toutes disponibles dans les magasins diététiques.

Fleur, fruit, amande, si différents d'aspect,
ne sont pourtant que les étapes d'un même être
comme ces pensées, si diverses,
témoignent d'un seul esprit.
Gilbert Cesbron*

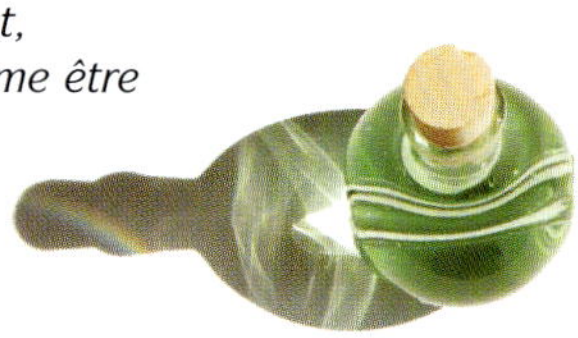

Huiles de macération

Ce sont des huiles végétales, olive, carthame, tournesol... enrichies par une macération de fleurs ou de plantes qui leur ont transmis leurs vertus.

Vous pouvez les faire vous-même ou les trouver toutes prêtes en pharmacies, herboristeries, magasins diététiques.

Ce sont les huiles de millepertuis, de souci, de rose, de carotte, que l'on utilisera pures ou combinées à d'autres produits.

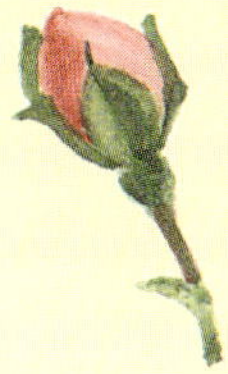

Vinaigres de toilette

A faire soi-même en faisant macérer dans du vinaigre de cidre des plantes fraîches et/ou des huiles essentielles.

Se conservent plusieurs mois, à l'abri de la lumière.

Poudres de plantes

Vous pouvez réduire en poudre les plantes bien sèches avec un moulin à café électrique pour une mouture très fine. Elles serviront pour masques ou cataplasmes. Vous pouvez aussi les acheter en herboristerie et pharmacie.

Savon

Le savon de Marseille est utilisé ici, râpé, en paillettes ou sous forme liquide.

Nous parlons aussi d'une base moussante neutre à base d'huile de coprah qui est très douce pour la peau.

On les trouve dans les grandes surfaces, magasins diététiques. Veillez à ce que le savon ne soit pas déjà enrichi d'autres composants.

Eaux florales

Ce sont les hydrolats que nous avons vus à la sortie de l'alambic lors de la distillation des plantes à parfums.

Elles sont utilisées pures en lotions, ou avec d'autres produits pour les bains, les shampoings, les masques.

Il faut les acheter. On les trouve chez les producteurs d'huiles essentielles, les magasins diététiques, les pharmacies.

Elles se conservent longtemps, jusqu'à une année, bien bouchées. S'il apparaît une mère comme dans le vinaigre (sorte de nuage trouble), il suffit de filtrer, les propriétés ne sont pas altérées, mais s'il y a modification d'aspect ou d'odeur, il faut jeter le produit.

Huiles essentielles

Extraites des plantes à parfums par distillation, les huiles essentielles sont des concentrés très actifs. Elles sont une aide précieuse et forte pour faire éclore et resplendir beauté et bien-être.

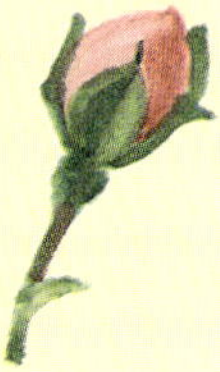

Véritable quintessence de la plante, parfum devenu matière, elles sont à employer avec sagesse, discernement, modération et demandent à être étudiées, apprivoisées.

L'absorption par voie interne relève de l'aromathérapie.

Leurs propriétés sont aussi utilisées, par voie externe, grâce au passage à travers la peau, la respiration de leur parfum, leur diffusion dans l'atmosphère.

C'est cette approche qui est utilisée dans les recettes.

Respectez les quantités indiquées et les proportions.

Quelques précautions de bon sens

Ne **jamais** les employer pures, sur la peau et dans l'eau, mais diluées dans les bases que nous indiquons.

Eviter le contour des yeux et les muqueuses.

Ne **jamais** les employer pour les bébés et les jeunes enfants et les garder hors de leur portée.

Certaines huiles essentielles sont irritantes pour la peau et sont à utiliser en faible quantité et très diluées (origan, thym, cannelle, girofle, muscade, sarriette, lemon grass).

Se laver les mains après s'être servi des flacons et ne pas se frotter les yeux.

D'autres sont à proscrire pour les femmes enceintes et celles qui allaitent, pour les personnes qui souffrent d'asthme, d'allergies et d'épilepsie.

Les huiles essentielles d'agrumes peuvent être photosensibilisantes, à éviter avant toute exposition au soleil.

Quelques conseils d'achat

Il faut veiller à ce que l'étiquette porte les mentions suivantes :

Huile essentielle,

Distillation à la vapeur d'eau,

Partie de la plante distillée (écorce, feuilles, fleurs de la même plante, n'ont pas les même propriétés),

Origine géographique,

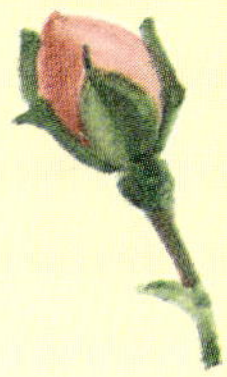

Constituants principaux,

Mode de culture (sauvage, bio...),

Adresse du producteur ou revendeur.

Elles doivent être entières, 100% pures et naturelles, c'est-à-dire non reconstituées et non coupées avec d'autres composants.

Se méfier des appellations « essences de plantes » qui sont des reconstitutions chimiques avec peut-être le parfum mais certainement pas les propriétés de la plante.

A acheter en magasins diététiques, pharmacies, chez les producteurs. Choisir des huiles essentielles destinées à l'aromathérapie (gage de qualité) et bio, si c'est possible.

Certaines huiles essentielles comme la sauge ne peuvent être achetées qu'en pharmacie.

Leur parfum, leur énergie vitale et toutes leurs vertus chantent pour le bain, le massage, la peau et les cheveux, les bonheurs de la maison.

Quelques règles générales pour les recettes

Utiliser des récipients propres, voire ébouillantés et secs.

Utiliser de l'eau douce ou filtrée.

Utiliser de bons produits de base, bio de préférence.

Faites une touche d'essai : quelques gouttes du produit à l'intérieur du poignet ne doivent pas produire de réactions (irritation, rougeurs...).

Si vous avez des problèmes de santé, d'allergie ou autres : prudence.

Pour faire vos préparations, vous trouverez dans les pharmacies des flacons, d'une contenance de 30 ml, 60 ml et 125 ml, quantités utilisées dans les recettes, en verre blanc ou coloré qui protège de la lumière.

Pour le bonheur du regard, vous pouvez ensuite les verser dans des jolis flacons plus décoratifs.

Nous vous proposons les recettes que nous aimons, qui ont été testées avec bonheur, qui ne sont pas très compliquées et dont les produits sont à portée de la main.

Des plantes pour le corps

Notre corps est un tout unique, précieux et irremplaçable.

Rien n'est plus naturel que d'utiliser des plantes pour le soigner avec tendresse, lui donner force et beauté et pour le parfumer.

Nous commencerons avec des bains, des frictions et des huiles de massage.

Les bains en fête

L'eau, élément primordial de vie est entrée dans la conscience des hommes depuis la nuit des temps.

Le bain a toujours fait partie des rituels humains, que ce soit pour obtenir une guérison, célébrer un dieu, se purifier. En témoignent les fleuves sacrés, les thermes antiques, les hammams orientaux.

Ces notions de purification, de célébration, restent attachées au bain qui est devenu aussi détente, rituel de beauté et de grâce et rencontre privilégiée avec soi-même.

C'est une occasion d'arrêter le temps, de préparer un moment de détente dans un cadre propice au bien-être, lumière douce, quelques fleurs, musique... en harmonie avec l'instant.

Prenez le temps de savourer la légèreté du corps immergé dans l'eau qui retrouve des mémoires originelles. Goûtez le clapotis de l'eau.

Les tendances actuelles préconisent pour la toilette la douche moins dévoreuse d'eau que le bain. La valeur de celui-ci, qui devient un moment plus exceptionnel et privilégié, en sera décuplée. Les plantes sont des alliées de choix.

Rappel de quelques conseils

Veiller à la température de l'eau. Le bain ne doit pas être trop chaud, inférieur à 37°, ce qui fatiguerait le cœur et la circulation.

Les bains toniques sont appropriés le matin, éventuellement le soir si vous devez ressortir en forme. Les bains relaxants sont bienvenus en fin de journée ou avant de se coucher.

Prendre son bain hors des périodes de digestion.

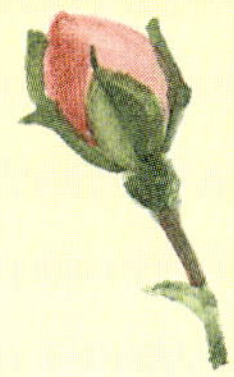

Il est bon de se ménager un moment de repos après le bain pour laisser à l'organisme le temps de profiter de ses bienfaits.

Petit truc !

Pendant que vous préparez votre bain, faites couler d'abord de l'eau chaude dans laquelle vous aurez versé la préparation que vous aurez choisie. Puis, avec un jet maximum de douche d'eau froide en cascade, aérez le bain et ramenez-le à la température voulue. Cette vaporisation intense d'eau froide va revitaliser l'air ambiant, tout en mélangeant et émulsionnant les complexes des plantes qui participent au bain.

Vous pouvez « construire » votre bain à partir d'infusions, de décoctions de plantes et d'huiles essentielles.

Bains aux infusions de plantes

Le procédé est très simple. Il suffit de préparer une infusion concentrée de la plante choisie, que vous verserez dans l'eau de votre bain.

Dans 1 litre d'eau bouillante, mettre 1 grosse poignée de plantes. Il est évident qu'il faut moins de camomille que de verveine. Laisser infuser 20'.

Vous pouvez mettre les plantes ayant servi à l'infusion dans une petite mousseline et vous en servir pour vous frictionner dans le bain.

Pour un bain de détente

Vous avez le choix entre fleurs de tilleul, verveine des jardins, lavande, mélisse, marjolaine, camomille, sureau et feuilles d'oranger.

Pour un bain tonique

Thym, romarin, sauge, bourgeons de pin, feuilles de noyer.

Pour un bain fortifiant, on peut rajouter 500 g à 1 kg de sel marin.

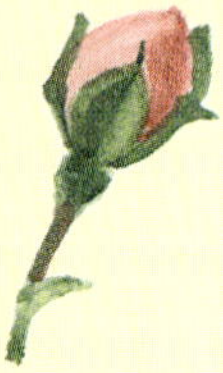

Pour un bain adoucissant

Le son de blé et le son d'avoine donnent au bain une douceur incroyable.

Dans un sachet de tissu fin, noué, mettre 125 g de son de blé ou de son d'avoine, ou mieux un mélange des deux. (Ce mélange se trouve tout prêt dans les magasins diététiques). Plongez-le dans votre bain en le pressant plusieurs fois pour en extraire un lait extrêmement doux et nourrissant.

Garder le sachet dans le bain pour vous en frotter le corps en insistant sur les talons, les coudes et les genoux.

L'amidon de blé (200 g de poudre pour un bain) est un bonheur pour les peaux délicates ou irritées.

Bain aux huiles essentielles

Ces bains sont particulièrement intéressants par leur double action. L'exaltation du parfum charme l'esprit et nous fait respirer ses bienfaits. La chaleur de l'eau rend la peau disponible à la volupté et à l'accueil des huiles essentielles.

Nous rappelons que les huiles essentielles ne sont pas solubles dans l'eau. Il est impératif de les diluer dans un support avant de les verser dans l'eau du bain. Elles sont solubles dans :

Le lait entier en poudre ou liquide
La crème fraîche
L'huile végétale
L'argile en poudre
Le miel
Le jaune d'œuf
Le savon liquide
Une base neutre pour le bain, moussante ou non

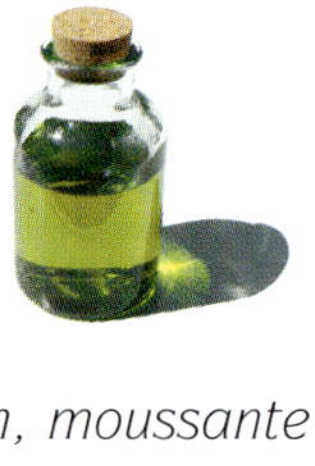

Le principe est le suivant :

Versez 2 cuillers à soupe de la base choisie dans un bol et ajoutez 20 à 25 gouttes au maximum d'huiles essentielles, pour une baignoire de taille courante.

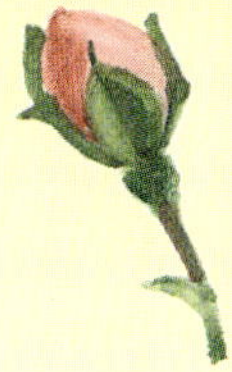

Ne mélangez pas plus de 2 ou 3 huiles essentielles. Une seule bien choisie est même souvent plus efficace.

Si vous choisissez l'huile végétale dont le contact est particulièrement doux, sachez que votre eau sera légèrement huileuse.

Pour un bain de détente

Vous avez le choix entre les huiles essentielles de lavande, géranium, ylang-ylang, bois de rose, santal, orange, camomille, petit grain bigarade.

Pour un bain tonique

Vous avez le choix entre les huiles essentielles de romarin, de pin, de genévrier, d'eucalyptus ou de citron.

Pour un bain revitalisant

Le cyprès, le pin, le romarin, le citron ou le géranium sont conseillés.

Bain de relaxation absolue

Dans un bol de lait, de crème ou autre support de votre choix, versez 1 cuiller à soupe d'huile de sésame. Ajoutez et diluez :

12 gouttes d'huile essentielle de lavande,
8 gouttes d'huile essentielle de géranium,
4 gouttes d'huile essentielle de camomille romaine.

Ne vous endormez pas de bien-être.

Bain de princesse orientale

Remplir une baignoire de lait d'ânesse n'est pas chose aisée de nos jours, mais nous vous proposons un bain d'une douceur et d'une volupté dignes d'une princesse des *Mille et une nuits*.

Dans un grand bol de lait entier ou de crème fraîche (entière ou à 35% de matière grasse), diluez les huiles essentielles suivantes :

14 gouttes d'huile essentielle de bois de rose
6 gouttes de bois de santal
4 gouttes d'ylang-ylang
2 gouttes de géranium rosat

Remuez bien le tout, et versez le dans la baignoire sous le robinet d'eau chaude. Vous pouvez y ajouter le reste du litre de lait et 1 verre d'eau de rose. Brassez bien, avec la douche, l'eau du bain qui devient opalescente.

Pour la douche et le bain

Nous vous proposons une préparation qui peut être utilisée en gel pour la douche ou en bain moussant.

Prenez un flacon de 125 ml, remplissez-le à moitié de savon de Marseille liquide ou mieux de base moussante neutre à l'huile de coprah. Ajoutez 2,5 ml d'huile essentielle, soit environ 75 gouttes (c'est un maximum, on peut en mettre moins).

Secouez le flacon pour mélanger.

Complétez avec une eau florale en harmonie. On ne prend pas de risques en choisissant l'eau florale correspondant à l'huile essentielle ou à l'une des huiles essentielles utilisées.

Agitez jusqu'à ce que le mélange soit bien homogène et laissez reposer 1 jour pour que les différents composants se marient bien. Il se garde plusieurs mois.

Choisissez huile essentielle et eau florale selon les effets et les parfums recherchés.

Vos connaissances s'affineront à la lecture des chapitres massages, soins du visage, parures odorantes.

Nous vous proposons 3 recettes plus élaborées.

Vitalité pour douche et bain tonique

Base moussante : la moitié du flacon de 125 ml
Huiles essentielles :
31 gouttes de romarin
19 gouttes de citron
19 gouttes de pin maritime
6 gouttes de basilic

Complétez avec de l'eau florale de pin maritime ou de romarin.

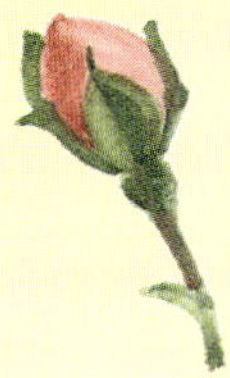

Fraîcheur douce pour douche ou bain joyeux et pétillant

Base moussante : la moitié du flacon de 125 ml
Huiles essentielles :
39 gouttes d'orange douce
18 gouttes de marjolaine d'Espagne
8 gouttes de citron
8 gouttes de muscade
1 goutte d'ylang-ylang
1 goutte de menthe poivrée

Complétez avec de l'eau florale de genévrier

Sérénité pour douche et bain de détente

Base moussante : la moitié du flacon de 125 ml
Huiles essentielles :
40 gouttes de géranium
25 gouttes de bois de cèdre ou de bois de santal

Complétez avec de l'eau florale de rose ou de cèdre.

Des frictions délicates et stimulantes

Les vinaigres de toilette

Pour réveiller le corps, dynamiser les énergies, resserrer et tonifier les tissus, une friction avec du vinaigre de toilette aux plantes est souveraine.

Le vinaigre de cidre, de même acidité qu'une peau saine, est riche en vitamines et enzymes et il absorbe généreusement les propriétés des plantes que l'on y fait macérer. Il est de plus bactéricide ce qui en fait un déodorant naturel et efficace. Il apporte rafraîchissement pendant les chaleurs d'été, évite boutons de transpiration et calme les démangeaisons si l'on se fait piquer.

Et surtout il laisse une peau revigorée, douce et satinée, et un parfum choisi en harmonie avec soi.

On se frictionne avec quelques gouttes de ce vinaigre coupé d'eau ou d'eau florale, à l'aide d'un gant de toilette ou avec la paume de la main.

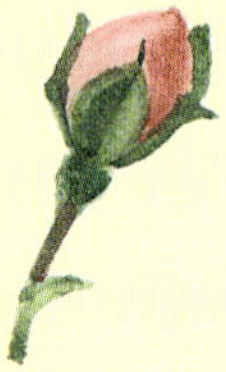

A chacun de choisir les proportions selon la stimulation demandée et l'acceptation de la peau.

Les mêmes types de vinaigre sont souvent utilisés pour les frictions du cuir chevelu. Nous vous en parlerons au chapitre des cheveux.

Mode de préparation

Dans un bocal, disposez pétales de fleurs, fleurs, et/ou plantes coupées en morceaux que vous recouvrirez largement de vinaigre de cidre. (les vinaigres bio sont plus doux).

Laissez macérer 24 heures pour les pétales, 4 à 5 jours pour les plantes, à l'abri du soleil. Agitez de temps en temps et filtrez.

Puis ajoutez quelques gouttes d'huiles essentielles choisies pour renforcer l'efficacité et parfumer agréablement la préparation.

Vinaigre de rose

Faire macérer des pétales de rose dans du vinaigre blanc. Filtrer au bout de 24 heures. Ajouter quelques gouttes d'huile essentielle de bois de rose ou de géranium.

Vinaigre de lavande

Fleurs de lavande en macération dans du vinaigre de cidre pendant 3 jours. Après filtration, ajouter quelques gouttes d'huile essentielle de lavande.

Vinaigre tonique

Macération de sommités fleuries de romarin, thym et feuilles de sauge, hachées grossièrement, pendant 4 à 5 jours. Filtrer. On peut ajouter quelques gouttes d'huiles essentielles de citron et de romarin en proportion de 2 à 1, ou quelques gouttes de sauge (1 goutte par 10 ml de vinaigre).

On peut aussi préparer un **vinaigre de toilette** à partir d'huiles essentielles uniquement.

A 30 ml de vinaigre de cidre il faut ajouter 7 à 15 gouttes d'huiles essentielles choisies selon leurs propriétés et le parfum souhaité. Nous vous raconterons au chapitre des *Parfums qui tissent des liens* l'histoire de la dynamique des parfums.

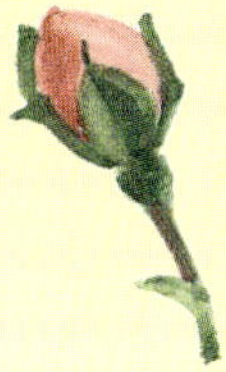

Voici 2 recettes agréables.

Vinaigre de toilette fleuri.

Verser dans 30 ml de vinaigre de cidre
3 gouttes d'huile essentielle de lavande fine
2 gouttes d'huile essentielle de bois de rose
1 goutte d'huile essentielle de géranium
1 goutte d'huile essentielle de bois de cèdre
1 goutte d'huile essentielle de lemon grass

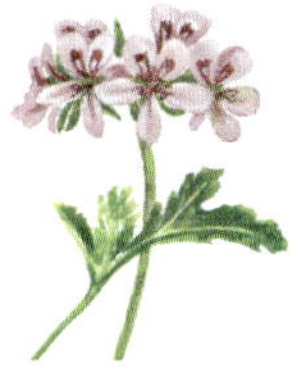

Vinaigre de toilette fruité

Verser dans 30 ml de vinaigre de cidre
3 gouttes d'huile essentielle de lavande
2 gouttes d'huile essentielle de bois de rose
1 goutte d'huile essentielle de géranium
1 goutte d'huile essentielle de petit grain bigarade
1 goutte d'huile essentielle d'orange zeste

Laisser toujours reposer les préparations 4 à 5 heures, voire une journée, pour que les mariages avec les huiles essentielles aient le temps de bien s'accomplir.

Quand vous aurez trouvé le ou les vinaigres qui vous plaisent, vous pourrez en préparer en plus grande quantité en faisant les multiplications nécessaires. Cette préparation se garde facilement quelques mois à l'abri de la lumière, dans un endroit tempéré.

Les eaux de toilette

On peut également faire des frictions localisées, nuque, coudes, poignets, chevilles ou générales avec une eau de toilette.

Les muqueuses sont à éviter bien sûr, pour les frictions à l'alcool comme pour celles au vinaigre et il est plus prudent de ne pas faire de friction avant ou pendant une exposition au soleil.

L'eau de toilette à base de plantes ou d'huiles essentielles est une macération dans de l'alcool. C'est le même principe d'utilisation que les vinaigres avec dilution à l'eau ou à l'eau florale.

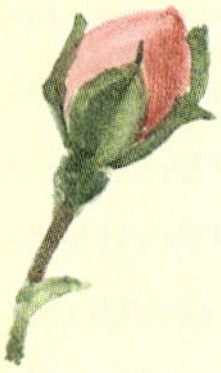

Nous ne résistons pas au plaisir de vous présenter l'une des recettes de la célèbre **Eau de la Reine de Hongrie**, créée au XIVe siècle. Eau de vitalité, de longévité, élixir magique pour conserver jeunesse et beauté. Tant de recettes ont déjà été divulguées dans les livres consacrés à la beauté...

La base est toujours le romarin.

Mettre dans un bocal (d'un litre) 1 poignée de feuilles et de fleurs de romarin hachées. Ajouter :

3 cuillers à soupe de feuilles de menthe poivrée hachées,
3 cuillers à soupe de pétales de rose odorante,
1/2 zeste de citron finement haché.
Recouvrir les plantes de la préparation liquide suivante bien mélangée :
1/2 litre d'alcool à 60%, ou gin ou vodka
50 ml d'eau de fleur d'oranger
50 ml d'eau de rose
Laisser infuser dans un endroit frais en agitant le mélange régulièrement, puis filtrer et mettre en bouteille.

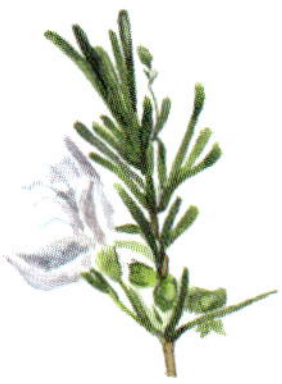

Nous vous proposons une **recette originale d'Eau de Cologne** à base d'huiles essentielles.

Dans un flacon de 125 ml verser :
Eau florale de rose : 15 ml
Eau florale de fleur d'oranger : 15 ml
Huiles essentielles :
de marjolaine d'Espagne, 35 gouttes
de lavande, 32 gouttes
de géranium, 25 gouttes
de citron, 15 gouttes
de basilic, 10 gouttes
Compléter avec de l'alcool à 70°.

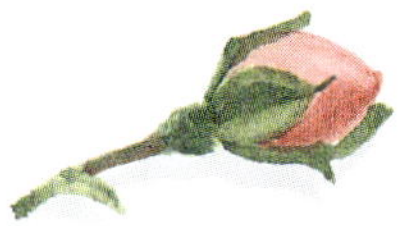

Bien agiter, laisser reposer pendant quelques jours dans un endroit frais, à l'abri de la lumière, puis filtrer.

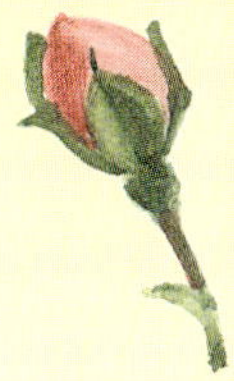

Des massages toniques et voluptueux

La peau n'est pas seulement une enveloppe permettant les passages entre intérieur et extérieur, elle est douée d'une sensibilité très fine car elle est de la même constitution embryonnaire que le cerveau, ce qui en fait un autre système nerveux « à fleur de peau ». C'est un organe à part entière et pour fonctionner au mieux dans son travail de régulation, elle a besoin d'être touchée, massée.

Le massage nourrit et stimule la peau, donne, par le contact, un sentiment de sécurité, développe la conscience corporelle, permet une meilleure circulation énergétique et la création d'endorphines ou « hormones du plaisir » si nécessaires à l'équilibre physique et psychique et à l'épanouissement de la beauté. Nous parlons d'un massage que chacun peut faire pour soi-même ou pour un autre, qui demande une attitude d'écoute, de disponibilité, une attention fine au toucher.

Ce sens du toucher, qui est puissant dès le troisième mois de gestation, reste parfois un peu en sommeil par la suite et ne demande qu'à se réveiller et se développer. C'est un sens privilégié de communication et d'échanges avec soi et les autres. C'est l'occasion d'arrêter le temps, de se retrouver au calme avec soi ou un proche, hors des sollicitations et dispersions du rythme effréné de la vie moderne.

Là encore, les plantes sont des alliées de choix. Elles offrent, avec les huiles essentielles, la subtilité immatérielle de leur parfum, leur élan vers le ciel. Elles nous apportent avec les huiles végétales la densité si douce de la graine qui entraîne dans la terre les forces nourricières de survie et de germination.

L'association des deux dans l'huile de massage en fait un produit d'un grand potentiel énergétique, actif et généreux.

Les propriétés des huiles essentielles pour la peau, le corps et notre être tout entier se conjuguent aux vertus nutritives des huiles végétales pour faire du massage un soin merveilleux de bien-être et de beauté.

C'est un art subtil et délicat qui doit présider à leur association de façon à composer des mélanges les plus riches et les plus parfaits possibles.

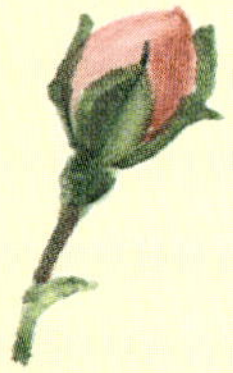

Toutes les propriétés des composants doivent être en harmonie et se renforcer mutuellement. Le parfum final doit être complet, rond, juste et agréable.

Les huiles de massage facilitent le fonctionnement de votre corps en aidant les muscles, les articulations, la peau, la circulation, la digestion... et lui permettent de s'épanouir dans la détente et le bien-être, de retrouver éclat, souplesse, présence confiante et beauté.

Le soir, un massage avec des huiles apaisantes répare des fatigues de la journée et aide à entrer dans un sommeil bienfaiteur. Le matin, une huile tonique et dynamisante aidera à libérer les forces pour une journée riche de vitalité.

On peut masser le corps tout entier après le bain ou la douche, après une exposition au soleil, ou avant une rencontre privilégiée. On peut masser seulement les pieds, les mains, le visage, les épaules, parties du corps plus facilement accessibles à tout moment, sans grand déshabillage, et qui entraînent une détente et une revitalisation générale du corps.

Il est capital et évident d'appliquer l'huile en respectant les lignes du corps, le sens de la circulation (des extrémités vers le cœur), et aussi de ne pas aller « à rebrousse peau ».

On peut masser avec les doigts, la paume, et laisser les mains évoluer avec écoute, douceur et fermeté. Trouvez la juste quantité d'huile à utiliser. Elle varie selon les types de peau et les moments. Toute l'huile doit être absorbée et laisser la peau satinée.

On trouve dans le commerce des huiles de massage et des huiles de soin pour le corps. Les meilleures ont été composées avec recherche et respect. Toutes les senteurs du parfum sont en harmonie et les propriétés, les actions des huiles essentielles en parfait accord, en synergie.

Sentez l'huile de massage, mettez-en un peu sur votre peau et voyez si le parfum vous convient, si votre peau est contente de la recevoir.

On peut choisir en fonction des propriétés annoncées mais aussi en fonction de son ressenti. Il y a de bons mariages et d'autres moins réussis. Cela se sent. Alors écoutez vos réactions et choissez l'huile que vous avez plaisir à mettre sur votre peau, sur votre corps.

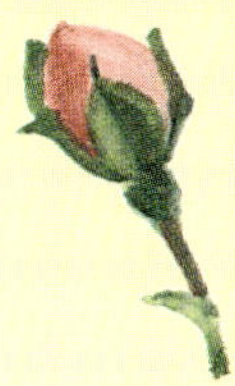

Comment préparer une huile de massage

Si vous voulez composer vos propres huiles de massage, choisissez une huile végétale dont la consistance, la fluidité est en accord avec votre peau. Les huiles d'amande douce, olive, carthame, sésame, tournesol, noyau d'abricot, noisette, coco, conviennent bien. Puis mélangez-y les huiles essentielles que vous avez retenues pour leur action et aussi pour leur parfum.

Les proportions à respecter sont de 20 à 36 gouttes d'huiles essentielles pour 30 ml d'huile végétale.

Ne mélangez pas plus de 2 ou 3 huiles essentielles pour commencer. Une seule huile essentielle bien choisie et souvent plus appropriée qu'un mélange dissonant. Les alliances sont subtiles, c'est un art qui s'apprend et se développe (voir les Parures odorantes).

Sésame *(**Sesamum indicum**, Famille des Pédaliacées)*

Connu depuis la plus haute antiquité, sa culture est actuellement répandue en Afrique.L'huile tirée de ses graines est très riche en lécithine, aliment des cellules nerveuses.Elle assouplit la peau, calme les irritations, fortifie ongles et cheveux. Elle se conserve très bien.

Nous avons composé pour vous des huiles de massage que vous pouvez préparer et essayer. Il est parfois agréable d'en avoir plusieurs prêtes à l'emploi et de pouvoir choisir en fonction des envies du moment.

Nous vous donnons pour les mélanges d'huiles essentielles et d'huiles végétales des proportions qui, pour nous, sont en harmonie. Si vous préférez d'autres huiles végétales comme base, vous pouvez changer, mais ne modifiez pas les proportions et quantités d'huiles essentielles du mélange.

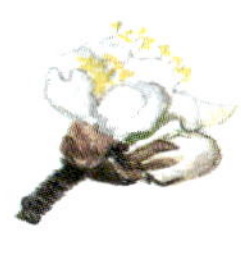

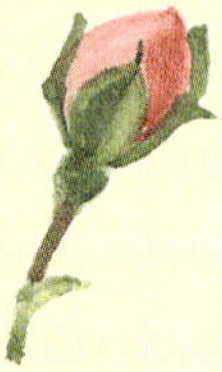

Voici quelques suggestions d'**huiles douceur.**

Une huile de détente et de bien-être

Dans 30 ml d'huile de carthame et de tournesol à parts égales

Verser des huiles essentielles de :
lavande, 9 gouttes
géranium, 7 gouttes
cèdre, 6 gouttes
ravensare, 3 gouttes

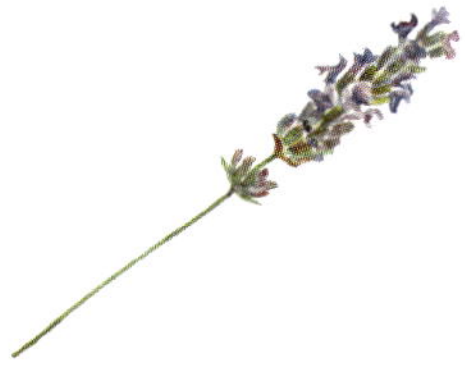

Ravensare *(Ravensara aromatica, Famille des Lauracées)*

L'huile essentielle de ravensare, obtenue par distillation des feuilles de cet arbre de Madagascar, est souveraine contre la fatigue physique et nerveuse. Son parfum d'une ferme douceur allège et apaise le cœur.

Une huile exotique et fleurie

Dans 30 ml d'huile de sésame
Verser des huiles essentielles de :
géranium, 8 gouttes
ylang-ylang, 8 gouttes
orange douce, 6 gouttes

Une huile de sérénité

Dans 30 ml de noyau d'abricot ou de noisette
Verser des huiles essentielles de :
santal, 8 gouttes
petit grain bigarade, 6 gouttes
encens, 3 gouttes
marjolaine, 2 gouttes
carotte, 1 goutte

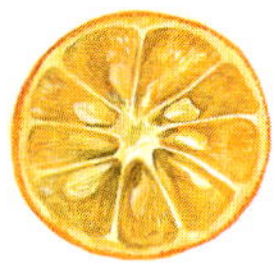

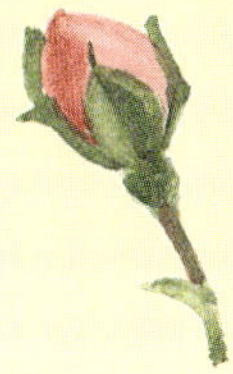

Une huile tonique et pleine de vitalité

Dans 30 ml d'huile de tournesol
Verser des huiles essentielles de :
romarin, 15 gouttes
citron, 12 gouttes
pin maritime, 9 gouttes

Une huile qui draine et fait circuler

Dans 30 ml d'huile d'olive
Verser des huiles essentielles de :
genévrier, rameaux, 11 gouttes
cyprès, 9 gouttes
citron, 8 gouttes
origan, 3 gouttes

Une huile amie des muscles, pour la décontraction

Dans 30 ml d'huile d'olive
Verser des huiles essentielles de :
girofle clou, 8 gouttes
marjolaine d'Espagne, 6 gouttes
géranium, 6 gouttes
eucalyptus globulus, 3 gouttes

Toutes ces huiles qui font le bonheur du corps, pourront aussi faire celui du visage et des cheveux...

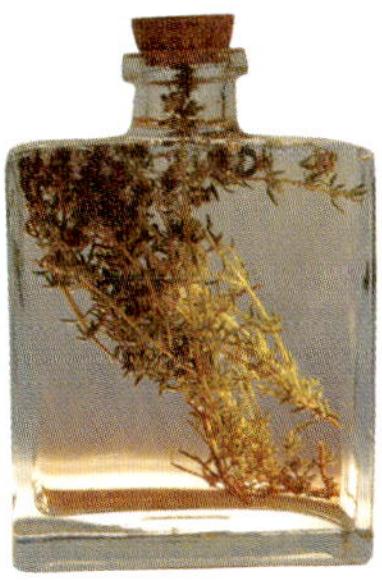

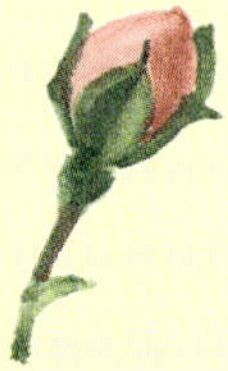

La beauté du visage

Si vous avez aimé nos bains, nos frictions et nos huiles de massage, voici maintenant des recettes destinées plus particulièrement au visage, dents et bouche, yeux, cheveux, mains, jambes et pieds.

Un visage rayonnant

Il est difficile de dire pourquoi un visage est beau.

> Parce qu'il reflète la vie intérieure,
> Qu'il est mobile, expressif et vivant,
> Parce qu'il est témoin de bonne santé,
> Parce qu'un sourire est bonheur et une larme tendresse,
> Parce qu'il est l'instrument magique de la communication,
> Parce que la sérénité s'y inscrit.

Au-delà des crispations, des tristesses, le visage se doit d'être rayonnant.

La peau du visage a besoin d'être purifiée, hydratée, nourrie, apaisée, stimulée pour favoriser le renouvellement des cellules, et protégée contre les agressions.

Les plantes participent efficacement et agréablement par leurs vertus, leurs parfums à cet éclat. Elles nous offrent dans leur générosité :

la pulpe et le jus frais des fruits et légumes riches en vitamines et sels minéraux pour stimuler et nourrir,

les fleurs, feuilles et racines en infusions et décoctions pour apaiser, restaurer, rafraîchir, tonifier,

les huiles essentielles parfumées pour régénérer, stimuler, purifier,

les huiles végétales pour nourrir, hydrater, adoucir,

les graines et amandes pour des laits qui nettoient en douceur.

Beaucoup de plantes conviennent pour tout type de peau, même si elles sont plus spécifiques des peaux sèches, grasses ou ridées.

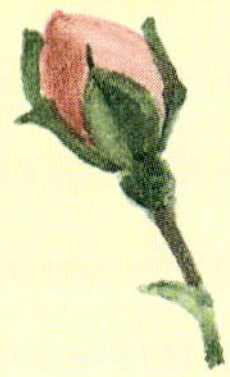

Pour une peau bien propre

Certaines personnes aiment laver leur visage à l'eau et au savon, savon de Marseille ou savon doux, car leur peau apprécie ce contact et se trouve bien de cette forme de toilette.

Un savon léger

Pour 4 boules de savon.

Préparez un bol à thé d'infusion de feuilles de verveine concentrée. Versez-la chaude, en la passant, dans une casserole.

Remplissez le même bol de savon de Marseille, râpé ou en paillettes, et versez-le dans l'infusion.

Faites chauffer au bain-marie jusqu'à ce que le savon soit bien fondu et la pâte homogène. Hors feu, rajoutez 1 cuiller à soupe de flocons d'avoine moulus grossièrement, 1 cuiller à soupe d'huile d'olive, 5 gouttes d'huile essentielle de citron.

Donnez un coup de batteur électrique pour bien mélanger les ingrédients et versez le mélange, qui ressemble à de la mousse à raser, dans des petits bols tapissés de papier sulfurisé ou des moules souples.

Au bout de 48 heures, démoulez et faites des boules que vous laisserez sécher encore quelques jours dans un endroit sec.

Sur le même principe, vous pouvez jouer avec des infusions de lavande, de tilleul, de menthe, de romarin... et des huiles essentielles en accord.

L'aspect de ces savons, très légers, peut surprendre, mais une douceur incomparable est au rendez-vous.

Des laits rafraîchissants

A partir d'amandes mondées, de poudre d'amande ou de flocons d'avoine macérés dans de l'eau florale pendant 20 à 30', puis passés à travers une passoire fine, on obtient un « lait de toilette » qui se garde 5 à 6 jours au réfrigérateur.

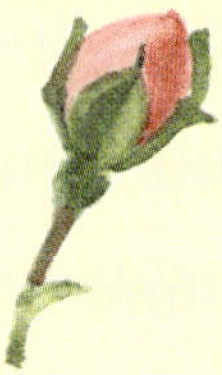

Recette 1

1 cuiller à soupe de poudre d'amande
30 ml d'eau de source ou d'eau florale de lavande
Laisser macérer 30'. Passer.
Ajouter 1 cuiller à café d'huile d'amande douce.

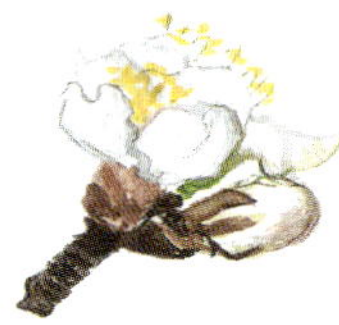

Recette 2

Ajouter 1 cuiller à soupe d'huile d'olive
dans 30 ml de lait entier
et 1 goutte d'huile essentielle de bois de rose.

Ces laits nettoyants pour peaux normales demandent à être agités avant utilisation.

Dans le carnet de Louis Perrot, droguiste à Manosque dans les années 1900, nous avons découvert avec bonheur quelques recettes suaves, dont **le lait virginal :**

Piler dans un mortier de marbre 30 g d'amandes douces, 8 g d'amandes amères puis verser peu à peu 190 g d'eau de rose. Passer cette liqueur et ajouter 1 goutte de benjoin (résine de ***Styrax benjoin,*** arbre des Indes).

Vapeur purifiante

La vapeur du sauna facial ouvre les pores, les nettoie et permet aux plantes d'agir.

Le principe : dans un bol, un inhalateur, une casserole remplis d'eau bouillante mettre les plantes, fraîches ou sèches, ou les gouttes d'huiles essentielles.

Le visage démaquillé se place au-dessus du récipient, la tête couverte d'une serviette pour garder la vapeur et la laisser pénétrer et purifier les pores. 5 minutes sont suffisantes. Bien sécher ensuite la peau. On peut aider à l'expulsion des comédons avec du coton (jamais avec les ongles). Laisser refroidir la peau avant d'appliquer une lotion d'eau florale.

On peut bien sûr aussi faire un sauna facial pour préparer la peau à un masque. On n'appliquera la lotion qu'après celui-ci.

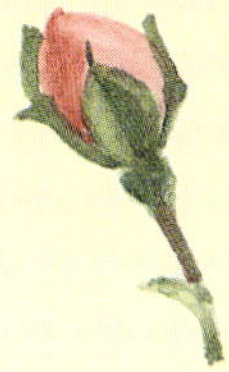

Le sauna facial est à éviter pour les peaux couperosées. Les peaux fragiles s'en trouvent mieux avec une eau à température plus basse que l'ébullition. Dans tous les cas, il ne faut pas en abuser.

Les peaux grasses s'entendent bien avec les mélanges suivants.

Mettre dans l'eau bouillante,

soit des sommités fleuries de romarin, de sauge, de thym

soit 3 gouttes d'huile essentielle de pin maritime ou de citron ou de cèdre ou de genévrier.

Les peaux normales et sèches aimeront

soit les pétales de rose, fleurs de camomille, de lavande, de romarin,

soit 3 gouttes d'huile essentielle de bois de rose ou d'ylang-ylang ou de lavande ou du mélange géranium et cèdre (1 goutte de chaque).

Pour les peaux irritées et/ou couperosées

2 gouttes d'huile essentielle de lavande et 1 goutte d'huile essentielle de cyprès.

Pour les peaux ridées

1 goutte d'huile essentielle de romarin, 1 goutte de lavande et 2 gouttes de bois de rose.

Un gommage qui éclaire

Il s'agit d'enlever les cellules mortes qui brouillent le teint, pour laisser respirer celles du dessous et faciliter le processus de régénération cellulaire.

Les plantes offrent des « abrasifs » doux pour des préparations que l'on frotte doucement en mouvements circulaires avec le bout des doigts sur l'ensemble du visage.

Pour toutes les peaux

Verser dans un bol 1 cuiller à soupe de petits flocons d'avoine, ou réduisez-les en poudre, recouvrir d'eau de source tiède ou d'eau de rose ou d'eau de sauge. A utiliser immédiatement.

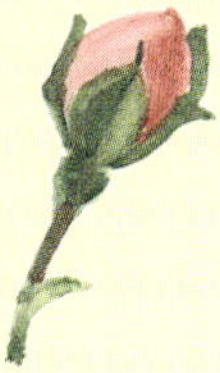

C'est d'une grande douceur de contact. Cela laisse une peau nette et satinée. Nous vous conseillons de faire le gommage au-dessus de votre lavabo que vous aurez protégé avec une serviette qu'il suffira de secouer.

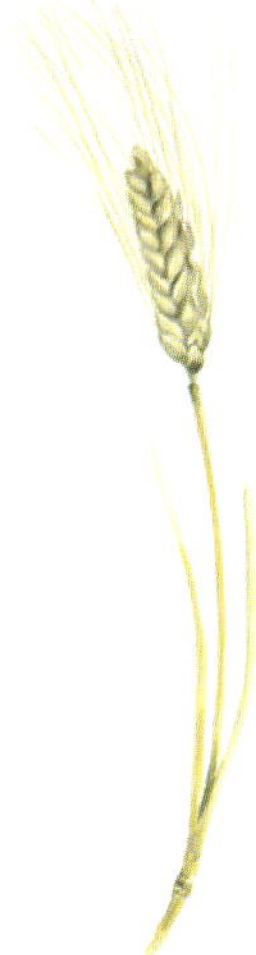

Pour les peaux normales et grasses

Recette 1

Mettez dans un bol :
1 cuiller à soupe de thym en poudre
1 cuiller à café de semoule de blé
Ajoutez petit à petit l'eau tiède ou l'eau florale de lavande, pour obtenir une pâte granuleuse.

Recette 2

Mettez dans un bol :
1 cuiller à café de sel fin de Guérande
imbibez le d'huile d'olive ou de tournesol
ajoutez 1 goutte d'huile essentielle de citron ou d'ylang-ylang.

Pour clore, plus poétique, essayez un gommage avec des pétales de rose.

On peut, sur le même principe, effectuer un gommage de tout le corps avant de se tremper dans le bain. Il suffit pour cela de préparer les quantités en rapport.

Pour une peau bien souple

Les plantes nous offrent des lotions, des eaux parfumées qui complètent agréablement le nettoyage de la peau, en l'apaisant, la tonifiant, la rafraîchissant.

Lotions aux infusions de plantes

Lavande, camomille, verveine, romarin, sureau pourront être choisis pour lotionner le visage avec un peu de coton.

Profitez de vos tisanes pour faire des essais.

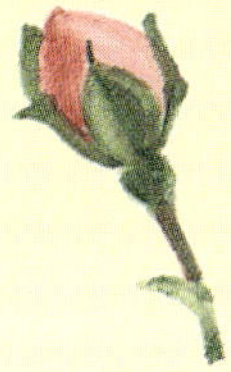

Eaux florales

Ce sont les eaux qui sortent de l'alambic de distillation, produits très actifs et pleins de vitalité. Les plus connues sont l'eau de **rose** et celle de **fleur d'oranger.** Il en existe beaucoup d'autres avec des propriétés et des parfums spécifiques.

Vous pouvez les utiliser séparément ou vous confectionner un mélange personnalisé avec 2 ou 3 d'entre elles.

Pour les **peaux sèches** : eau de fleur d'oranger, de rose, de camomille, de sauge, de carotte, de verveine.

Pour les **peaux dévitalisées, ridées** : eau de rose, de cèdre, de romarin, de lavande, de fleur d'oranger, de tilleul.

Pour les **peaux grasses** : eau de sureau, de thym, de rose, de cèdre, de cyprès, de genévrier.

Pour les **peaux couperosées et irritées** : eau de lavande, d'hamamélis, de rose, de tilleul, de camomille.

Hamamélis *(Hamamelis virginiana,*
Famille des Hamamélidacées)

Appelé aussi **noisetier de la sorcière,** l'hamamélis est originaire d'Amérique du Nord et fut introduit en Europe au XVIIIe siècle. Ses fleurs étranges ont 4 pétales en forme d'étroites lanières, de couleur jaune, qui naissent en même temps que les fruits. C'est une plante de base pour la circulation.

Pour **éclaircir le teint** et atténuer les taches, utiliser l'eau de fleur d'oranger.

Pour un **tonique de base,** on peut réunir eau de rose, d'hamamélis et de bleuet à parts égales.

Pour une **lotion rafraîchissante** : eau de lavande, de sauge et un tout petit peu d'eau de menthe ou d'eucalyptus.

On peut appliquer les eaux florales en lotion avec du coton ou à l'aide d'un vaporisateur si l'on aime la sensation de brumisation.

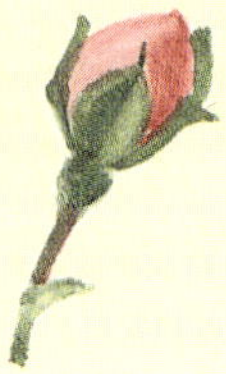

Lors de vos achats, il faut bien distinguer les eaux florales des eaux aromatisées, à la rose, à la fleur d'oranger… qui sont des eaux parfumées et n'ont pas l'efficacité des premières.

Pour une peau bien nourrie

Les plantes peuvent être appliquées de différentes manières sur la peau qui en absorbera ainsi les principes actifs, vitamines, minéraux, eau, lipides…

On peut les utliser en **masques** que l'on pose, pendant 10 à 20', sur le visage bien nettoyé, en évitant le contour des yeux. Il faut les laisser sécher, puis rincer à l'eau tiède ou à l'eau florale.

On peut en profiter pour s'allonger, avec des compresses sur les yeux et en faire un moment de détente.

Masques au jus et à la pulpe de fruits et légumes

Les vitamines A et C des jus frais stimulent, réhydratent, rafraîchissent et tonifient.

On peut employer directement le fruit ou le légume, ou bien la pulpe ou le jus. Celui-ci sera extrait à travers une mousseline que l'on tord, avec un presse-fruit ou une centrifugeuse.

Petite rencontre avec une fraise

Prenez une fraise, croquez-en un petit morceau et caressez tout votre visage avec la partie qui reste. Rien n'est plus exquis que de sentir la douceur du contact de la pulpe gorgée de soleil, de respirer à plein nez son parfum délicieux, de savourer la vitalité de la fraise qui se communique à la peau, la retend et lui donne une belle couleur… de fraise.

Rincez ensuite avec une infusion de sureau, les deux parfums s'harmonisent de façon intéressante, et appréciez l'éclat, le velouté et la pureté de la peau.

On peut jouer aussi avec une framboise, un bout de concombre, d'avocat, de tomate…

Pour tonifier, purifier les peaux normales et grasses

Sont recommandés :

Le **concombre**, en jus, ou en application directe de rondelles sur la peau. C'est tonique et rafraîchissant.

Le **pamplemousse**, en jus, pur ou mélangé avec un peu d'eau de rose ou de yaourt.

Le **melon**, en jus pur ou additionné d'un blanc d'œuf ou d'un peu de yaourt.

La **pomme de terre**, en jus pur ou additionné d'eau de rose ou de yaourt.

La **tomate**, en jus ou en rondelles sur le visage.

Laissez agir 15' environ et rincez.

Pour resserrer les pores dilatés

On peut lotionner les parties du visage concernées avec

du jus de tomate,

du jus de concombre,

du jus de citron dans de l'infusion de sureau.

On peut aussi appliquer en masque de la poudre d'amande avec de l'eau de rose et du yaourt, 1 à 2 fois par semaine. Au bout de 10 à 15' bien rincer avec une infusion ou une eau florale de sauge.

Pour hydrater, tonifier, nourrir les peaux sèches

Tous les fruits riches en carotène ou provitamine A qui stimulent la régénération des cellules sont bénéfiques.

Abricot, astringent, hydratant, purifiant. On peut utiliser la pulpe fraîche, écrasée ou mixée.

Pour faire un masque : faire cuire dans un peu d'eau 2 ou 3 abricots bien mûrs et préparer une purée. Ajouter 1 cuiller à café de miel et 2 gouttes de vinaigre de cidre.

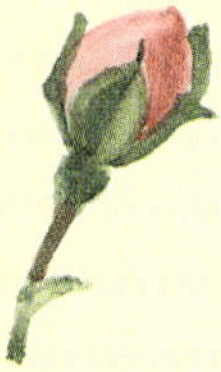

Aubergine, sa chair blanchit le teint et calme les irritations.

Avocat, on peut l'utiliser directement sur la peau ou écraser sa pulpe dans un peu de crème fraîche.

Banane, purée de banane avec 1 cuiller de miel. On peut rajouter 1 jaune d'œuf si la peau est très sèche.

Carotte, des compresses de jus de carotte additionné d'eau de rose et d'hamamélis luttent contre le vieillissement de la peau du visage et du cou, traitent efficacement la couperose et préviennent et atténuent les rides. (La carotte râpée en compresses est efficace dans les soins de l'acné).

Coquelicot, l'infusion de pétales en lotion, prévient les rides.

Orange, le jus est astringent, tonique, nourrissant.

Orge perlé, antiride. Faire tremper les grains dans de l'eau, quelques heures, jusqu'à ramollissement. Filtrer et bien extraire le lait à passer sur le visage.

Pêche, pulpe crue ou cuite, en application directe ou mélangée avec un peu de fécule de pomme de terre.

Persil et cerfeuil, le jus de l'un ou de l'autre, dilué à 1/2 avec de l'eau douce, éclaircit le teint, prévient les rides, lutte contre les rougeurs et irritations.

Pomme, jus en lotion, ou compote de pommes avec un peu de miel et de crème fraîche.

Tomate, pour redonner du tonus aux peaux flétries et réduire les rides.

Orge ***(Hordeum vulgare**, Famille des Poacées = Graminées)*

Graminée très riche en malt, amidon et vitamine E. On en fait de la bière et une boisson qui remplace le café. Pour la peau, elle est adoucissante, rafraîchissante et stimulante.

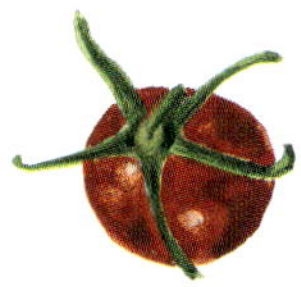

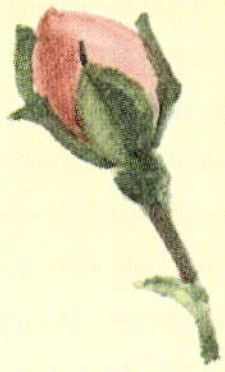

Masques aux huiles essentielles

Les huiles essentielles stimulent la régénération cellulaire, activent la circulation, tonifient et purifient. Pour les appliquer sur la peau, en masque, il est nécessaire de les incorporer dans de l'argile ou du jaune d'œuf, ou encore du miel.

Peaux sèches et dévitalisées

Masque à l'argile blanche :

2 cuillers à soupe d'argile additionnée d'un peu d'eau douce ou d'eau florale pour faire une pâte

1 cuiller à café d'huile de sésame ou de bourrache dans laquelle on aura dilué les huiles essentielles

Pour 1 masque au choix :
3 gouttes de lavande

ou 2 gouttes de géranium

ou 2 gouttes d'ylang-ylang

Pour les peaux sensibles ou irritées, on peut remplacer l'argile blanche par de l'argile rouge.

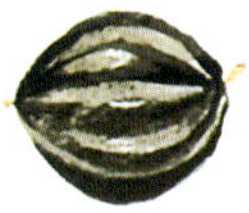

Masque au jaune d'œuf :

Mélanger à 1 jaune d'œuf additionné d'1/2 cuiller à café d'huile de germe de blé, 2 gouttes d'huile essentielle de santal et 2 gouttes d'huile essentielle de géranium.

Peaux normales et grasses

Masque à l'argile verte

2 cuillers à soupe d'argile et la quantité d'eau ou d'eau florale d'eucalyptus ou d'infusion de sureau nécessaire pour obtenir une bonne consistance de pâte.

Y ajouter 1 goutte d'huile essentielle de lavande, 2 gouttes d'huile essentielle d'orange douce.

Si vous trouvez que ce masque "tire" trop, vous pouvez ajouter 1/2 cuiller à café d'huile de sésame ou de noisette.

Pour toutes les peaux, masque coup d'éclat

A un jaune d'œuf additionné d'1 cuiller à café de miel liquide et d'une 1/2 cuiller à café d'huile de sésame, ajouter 2 gouttes d'huile essentielle de santal, 1 goutte d'ylang-ylang et 1 goutte de carotte.

Des huiles de beauté

Vous pouvez donner nourriture et éclat à votre visage en lui apportant acides gras essentiels et vitamines des huiles végétales, à utiliser pures ou enrichies par macération de plantes ou ajout d'huiles essentielles.

Huiles pures

L'huile d'olive et de noisette sont bonnes pour les peaux mixtes et grasses, l'huile de noyau d'abricot, de sésame, de carthame pour les peaux sensibles et, pour les peaux sèches, déshydratées, qui demandent une aide plus appuyée, il y a les huiles régénérantes et antirides plus précieuses, comme l'huile d'onagre, de bourrache, de rose musquée, d'avocat, de germe de blé.

A appliquer sur un visage bien nettoyé, en massages légers.

Eviter paupières et contour des yeux.

Huiles de macération

Nous vous proposons les recettes de l'huile de carotte et de mille-pertuis, bien adaptées à la peau du visage.

Huile de carotte

Râper 1 ou 2 carottes bien fraîches et d'un bel orange soutenu, car plus riches en carotène. Les sécher avec du papier absorbant.

Les mettre dans un bocal et verser doucement de l'huile de carthame. L'huile doit se mettre dans tous les interstices et dépasser le niveau des carottes de 1 à 2 cm. Fermer et laisser macérer au réfrigérateur pendant 4 à 5 jours.

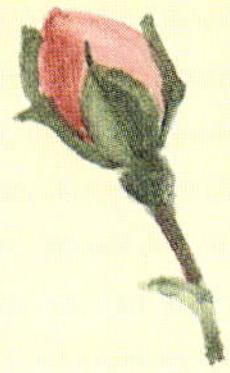

Filtrer à travers un linge en pressant bien. L'huile doit avoir pris une belle couleur jaune orangé.

La garder au frais et à l'abri de la lumière. En refaire au fur et à mesure des besoins.

Cette huile, riche en betacarotène, nourrit la peau, l'assouplit, donne bonne mine et prépare au soleil.

Huile de millepertuis

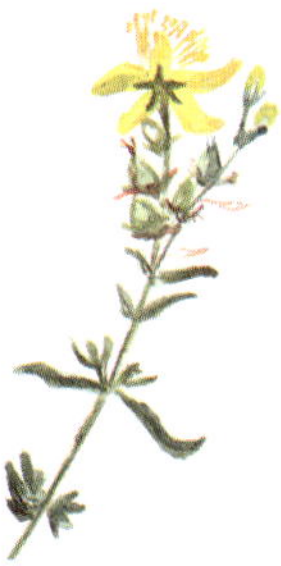

Remplir un bocal jusqu'en haut de sommités fleuries, cueillies par une journée ensoleillée, autour de la Saint-Jean.

Couvrir d'huile d'olive.

Mettre le flacon bien fermé au soleil pendant 1 à 2 semaines.

Quand l'huile a pris une belle couleur rouge foncé, filtrer et conserver dans de petits flacons en verre teinté.

Elle garde ses vertus pendant un an.

Recommandée contre les coups de soleil, elle active la circulation, régénère les tissus, cicatrise et apaise.

On peut aussi faire des huiles de macération de pétales de rose, de lis blanc, de fleurs de camomille, de pâquerettes…

Huiles parfumées

Les huiles essentielles dynamisent et complètent l'action des huiles végétales.

Nous en avons parlé lors des massages et les huiles déjà proposées pour le corps peuvent très bien convenir pour le visage, si vous les aimez. Nous proposons néanmoins 2 recettes plus spécifiques.

La **première**, pour **peaux normales**, **sensibles** et/ou « affamées » est particulièrement nourrissante, régénérante et donne éclat au visage et teint doré. Par son parfum elle apaise profondément.

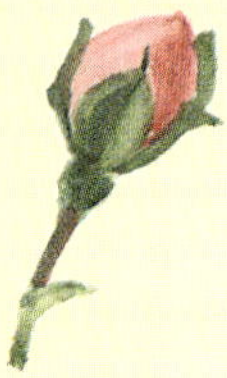

Dans un flacon de 30 ml mettez
3 cuillers à café d'huile de carthame
2 cuillers à café de sésame
1 cuiller à café de tournesol
et en huiles essentielles :
géranium rosat, 9 gouttes
bois de rose, 8 gouttes
bois de cèdre, 3 gouttes
lavande fine, 3 gouttes
carotte, 2 gouttes
Complétez avec de l'huile de germe de blé.

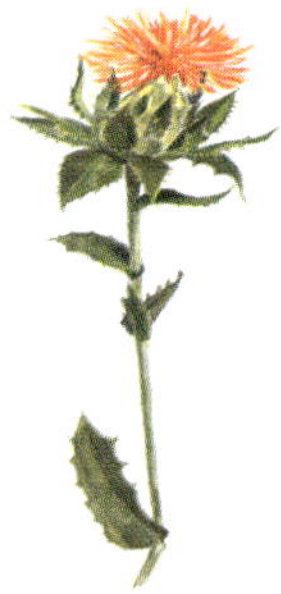

Si vous préférez une texture plus fluide, vous pouvez diluer ce mélange d'huiles essentielles dans de l'huile de bourrache ou d'arganier, toutes deux nourriture merveilleuse pour la peau.

La **deuxième** recette s'adresse plutôt aux **peaux grasses** et « encombrées ».
Dans 30 ml d'huile de noisette ou de carthame
Ajoutez huiles essentielles de
romarin à cinéole, 8 gouttes
lavande, 8 gouttes
orange douce, 5 gouttes

Toutes les huiles de beauté viennent en complément ou en remplacement des crèmes de soins et s'utilisent quotidiennement ou en cure de 2 à 3 semaines.

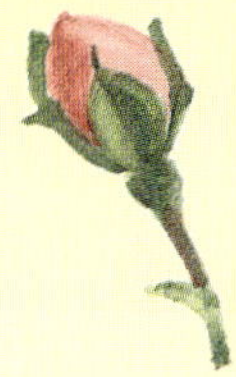

Un sourire éclatant

Les plantes utilisées pour les soins de la bouche ont mille vertus : blanchir les dents, désinfecter, tonifier les gencives et rafraîchir l'haleine. Elles offrent des dentifrices étonnants et sont souveraines pour les bains de bouche.

Dentifrices

On peut utiliser comme dentifrice certaines plantes séchées et réduites en poudre.

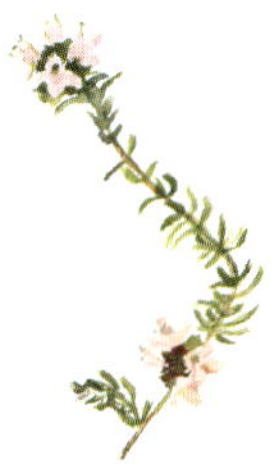

Poudre de feuilles de **thym**, de **sauge** ou de **prêle** auxquelles il est bon d'ajouter un peu de sel marin et/ou de l'argile verte.

Poudre **d'anis vert** et de **fenouil.**

Poudre de charbon de **peuplier noir**, **saule** ou **bouleau** (se trouve en gélules) qui blanchit.

Poudre de racine d'**iris** séchée, à odeur de violette, efficace pour les dents jaunies.

On peut aussi se brosser les dents avec une décoction d'écorce de **noyer** qui évite la formation de tartre (30 g dans 150 ml d'eau pendant 15', se garde au réfrigérateur 3 à 4 jours).

Pour des dents éclatantes, un brossage au jus de **citron**, 2 fois par semaine, est efficace. Bien rincer pour enlever toute acidité.

On trouve dans le commerce des dentifrices en poudre, composés de mélanges de plantes.

Dans les pays sahariens et sahéliens, se frotter les dents machinalement tout au long de la journée avec un petit morceau de bois est si courant que personne ne s'en étonne. En général cette brosse à dents, très odorante, est coupée aux plus petites branches du *Salvadora persica,* en français « arbre brosse à dents » ou « arbre à sel ». Le bois en est tendre et les fibres très douces et parfumées. Par souci de raffinement, lorsque l'on change de brosse à dents, l'écorce de la nouvelle brosse est gravée de petits motifs géométriques qui disparaîtront lorsque l'usage réduira le bâtonnet.

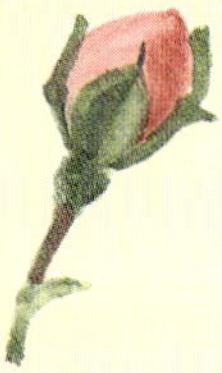

Bain de bouche

Certaines plantes, en bain de bouche, prennent soin des gencives qui se doivent d'être un socle solide pour nos dents, et rafraîchissent l'haleine. Le jus de **cresson** riche en iode et en vitamine C raffermit les gencives. Un grand nombre de plantes sont un bonheur pour la bouche. En infusion : **thym, sauge, menthe poivrée, romarin, capucine, feuilles de ronce.** En décoction : racine de **guimauve**, pépins de **coings** (50 g dans 1 litre d'eau, 5' d'ébullition, 15' d'infusion).

On peut aussi se rafraîchir la bouche en mettant, dans un verre d'eau, 1 à 2 cuillers à café de lavande ou de sauge macérées dans de l'alcool, ou 1 à 2 cuillers à café d'eau florale de thym, de sauge, de menthe, de lavande ou de fleur d'oranger. Et voici un **élixir-dentifrice** d'antan, spécial pour haleine fraîche et embaumée.

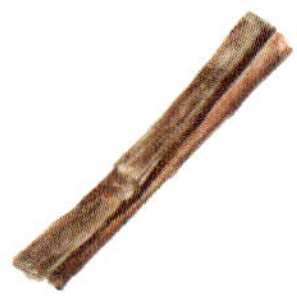

Dans 1/4 de litre d'eau-de-vie, mettre
3 gouttes d'huile essentielle de **menthe poivrée**
1 pincée d'**anis vert**
3 clous de **girofle**
2 cm de bâton de **cannelle** concassé
Laisser macérer 8 jours, filtrer et mettre en bouteille.

S'utilise pour rincer la bouche à raison de quelques gouttes à 1 cuiller à café dans un verre d'eau. Ne pas avaler !

Douceur des lèvres

Toutes les huiles douces pour le visage sont excellentes pour les lèvres. Les huiles fines comme celles d'**arganier**, de **rose musquée**, de **mille-pertuis**, de **souci**, sont recommandées, et si vous aimez les produits tropicaux le beurre de **karité** est efficace.

Karité *(Butyrospermum parkii, Famille des Sapotacées)*

Appelé en Afrique « l'arbre à beurre », le karité offre, par pressage mécanique de son amande, une bonne huile de cuisine et de soins qui, à température normale, a la consistance d'un beurre. Il existe au Burkina une pommade au karité qui protège les bébés dès leur naissance et leur donne une peau très lisse. Cette médecine traditionnelle africaine est aujourd'hui reconnue pour ses vertus cosmétologiques.

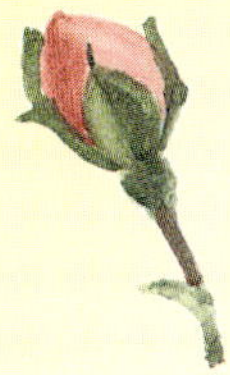

Des attentions douces pour les yeux

En lotion douce après démaquillage, en compresses tièdes ou froides, les plantes défatiguent nos yeux, les décongestionnent, leur redonnent vitalité.

Elles aident à lutter contre les agressions, excès de lumière, concentration sur les écrans, vent, poussières, qui irritent, rougissent et gonflent nos yeux.

Fruits, légumes et plantes fraîches

Des rondelles de **concombre** appliquées sur les yeux les rafraîchissent.

Une **pomme de terre** crue, coupée en deux et posée sur chaque œil, ou râpée dans une gaze en cataplasme (15'),

repose les yeux fatigués par la lumière ou un coup de soleil,

réduit les poches sous les yeux,

décongestionne les paupières.

C'est agréable.

Le **coing** frais en tranches a les mêmes effets.

Le suc de **persil** haché s'utilise en compresses.

Infusions de plantes

En bains d'yeux, lotions ou compresses, les infusions de plantes bien choisies apaisent et décongestionnent.

Bleuet, mauve, souci ou **sureau,** 10 g de fleurs dans 1/2 de litre d'eau, en lotion ou en compresses.

Framboisier, 1 pincée de feuilles dans une tasse d'eau bouillante, en compresses pour des yeux irrités par le vent, la fumée ou les larmes.

Feuilles de **plantains majeur** ou **lancéolé**, 20 g pour 1/2 de litre d'eau, 20' d'infusion, pour l'inflammation des yeux.

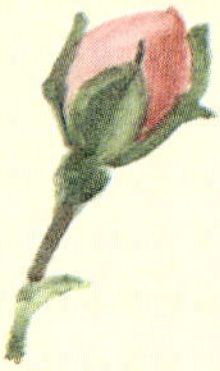

Pétales de **rose** pour le repos des yeux, il suffit des pétales d'une fleur pour une tasse.

Thé (non aromatisé), astringent, en compresse tiède pour les yeux fatigués et froide pour les paupières gonflées et les cernes.

Eaux florales

Les eaux florales de **bleuet**, **camomille**, **rose** et **fleur d'oranger** peuvent elles aussi être utilisées en lotions et compresses.

Pour donner de l'éclat aux yeux, une tradition orientale suggère de mettre une goutte de citron dans chaque œil.

Nous nous sommes bien gardé d'essayer !

Pour faire pousser cils et sourcils, qui sont l'ornement des yeux, l'huile de **ricin** est reconnue.

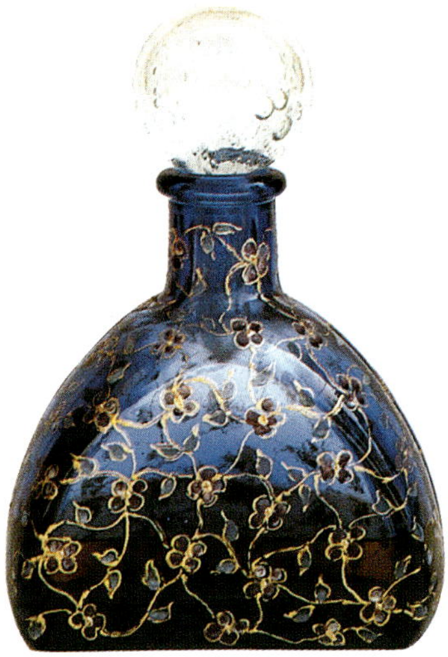

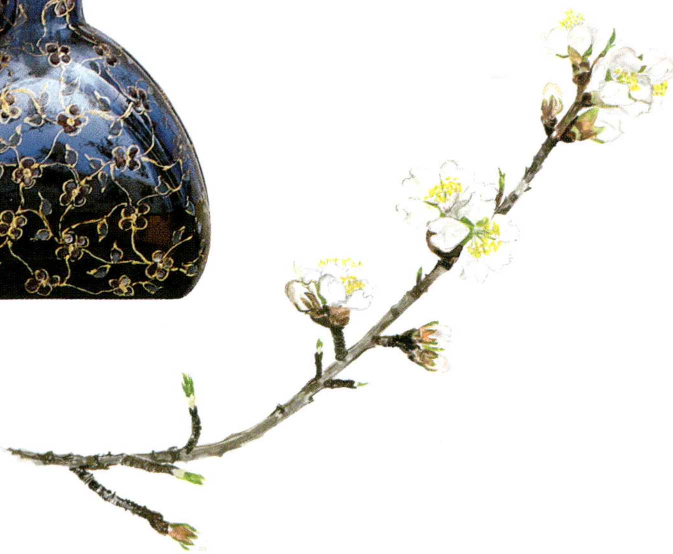

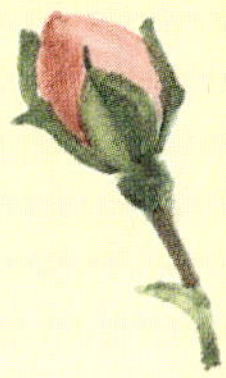

Au bonheur des cheveux

Il est évident que les cheveux, comme la peau, sont le reflet de l'état général. Alors, pour avoir de beaux cheveux il faut prendre soin de son alimentation, de son hygiène de vie et de son équilibre hormonal.

La chevelure se renouvelle constamment. Les cheveux ont une durée de vie déterminée. Il est normal d'en perdre 40 à 100 par jour. Ils sont remplacés.

Pour l'ensemble d'une chevelure saine, 85% sont en phase de croissance, 1% en phase de repos et 14% en phase de chute. Entre l'arrêt de pousse et la chute, il y a environ 90 jours.

En cas de grosse chute, il est intéressant de voir s'il s'est passé quelque chose de particulier, choc, souci, dans les trois mois précédents.

Le nombre des cheveux varie de 100.000 à 150.000. Leur forme est variable, droits, ondulés, frisés, crépus, et leur diamètre faible chez le bébé, grossit chez l'adulte et baisse avec l'âge.

Le cheveu est constitué de deux parties, l'une cachée, c'est la racine vivante, implantée dans le cuir chevelu et l'autre, la tige, composée de cellules mortes, kératinisées, avec des écailles disposées les unes sur les autres, comme les tuiles d'un toit.

Dans le cuir chevelu, à la structure proche de la peau, il y a aussi les glandes sébacées. Elles sécrètent de façon plus ou moins harmonieuse le sébum qui lubrifie les cheveux.

Les plantes nous apportent leurs précieuses propriétés pour laver les cheveux en douceur, stimuler leur croissance et les fortifier, les régénérer, pour soigner le cuir chevelu, régulariser la sécrétion de sébum, les teindre et les parfumer.

On les utilise en shampoings, en lotions, en frictions, en masques, sous forme de jus frais, de poudre, d'infusion, de décoction, de macération, d'alcoolat, d'huile essentielle et d'huile végétale.

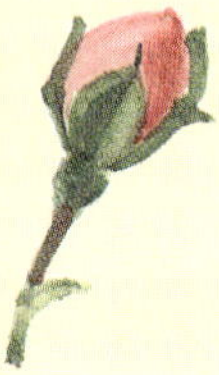

Avant de vous proposer nos recettes, voici tout d'abord quelques plantes que nous avons recensées, particulièrement bénéfiques pour les cheveux.

Cresson, buis, sauge, ortie, capucine, oignon, ylang-ylang, genévrier, romarin, cyprès, cèdre. Ces plantes combattent la chute des cheveux.

Capucine, ortie, romarin, noyer, oignon, bardane, géranium, cèdre, cyprès, ylang-ylang, bois de rose et prêle. Ces plantes fortifient et revitalisent les cheveux. Contre les pellicules, voici le **bois de Panama, le frêne, le saule, la saponaire, l'ortie, la lavande, la bardane, la prêle, le cade, la sauge, le santal et le géranium.** Pour lutter contre les cheveux gras, il y a le **romarin, le citron, le thym, le cyprès, l'eucalyptus, l'ortie, la sauge et le noyer.** Pour traiter les démangeaisons, le **cade** et le **bouleau** sont souverains. Pour donner de joyeuses couleurs aux cheveux, la **camomille** est renommée pour éclairer les chevelures blondes et le **henné** et le **noyer** pour colorer les chevelures brunes.

Les recettes sont très nombreuses. Nous vous proposons des shampoings, des lotions, des masques.

Les shampoings

Les shampoings aux plantes lavantes

Les détergents végétaux pour shampoings sont essentiellement le bois de Panama et la saponaire, riches en saponine.

Ces shampoings sont très liquides et ne moussent guère, mais leur pouvoir lavant est efficace.

Shampoing à la saponaire

Décoction de la plante entière hachée (1 poignée) ou 5 cuillers à café de poudre de racine de saponaire dans 1/2 litre d'eau. Faire bouillir 15' et laisser tiédir, passer. Peut se conserver une semaine au réfrigérateur. Shampoing très doux qui rend les cheveux fragiles souples et soyeux.

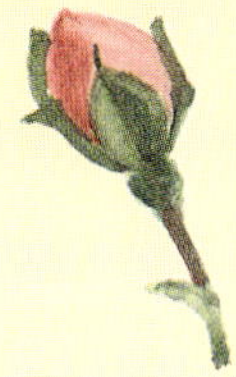

Shampoing au bois de Panama, ou écorce de *Quillaya*, grand arbre d'Amérique du Sud dont l'écorce fibreuse est riche en saponines. Faire bouillir pendant 20', dans 1 litre d'eau, 4 cuillers à soupe de petits copeaux. Laisser ensuite macérer pendant 1 heure environ et passer. Le shampoing est prêt pour cheveux gras ou à pellicules.

Pour **shampoings secs**, ce sont les poudres d'ortie et de prêle et celle de racine d'iris qui sont employées. Saupoudrer cheveux et cuir chevelu. Laisser reposer 5 à 10'. Brosser doucement et efficacement pour enlever toute la poudre.

Les shampoings aux parfums des huiles essentielles

Il faut avant tout préparer une base lavante qui va recevoir les huiles essentielles bénéfiques pour les cheveux. Cela peut être l'argile verte, le jaune d'œuf, un savon liquide.

Nous avons choisi la même base moussante neutre à base d'huile de coprah employée pour la douche et le bain. Nous y diluons des huiles essentielles choisies selon le type de cheveux et y ajoutons des eaux florales. Nous proposons nos recettes pour des flacons de 125 ml (en plastique avec un bouchon verseur, c'est plus pratique). Ces shampoings se conservent plusieurs mois sans problème.

Attention, quand vous versez : ils sont plus liquides que les shampoings habituels du commerce.

Cheveux normaux

Remplir 1/3 du flacon de 125 ml, de base moussante
Ajouter 25 gouttes d'essence de lavande
Compléter d'eau florale de lavande.

Cheveux fragiles, dévitalisés

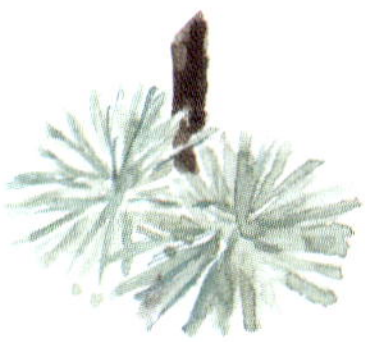

1/3 du flacon de 125 ml de base moussante
5 gouttes d'huile essentielle de géranium rosat
5 gouttes d'huile essentielle d'ylang-ylang
1 goutte d'huile essentielle de bois de cèdre

Compléter d'eau florale de cèdre ou de lavande.

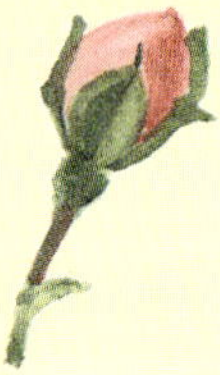

Cheveux gras

1/3 du flacon de 125 ml de base moussante
10 gouttes d'huile essentielle de citron
10 gouttes d'huile essentielle de cyprès

Compléter d'eau florale de genévrier, de romarin ou de thym.

Chute de cheveux

1/3 de flacon de 125 ml de base moussante
10 gouttes d'huile essentielle de sauge
8 gouttes d'huile essentielle de genévrier
3 gouttes d'huile essentielle de bois de cèdre

Compléter d'eau florale de buis, de genévrier ou de lavande.

Pellicules

1/3 du flacon de 125 ml de base moussante
8 gouttes d'huile de cade
6 gouttes d'huile essentielle de sauge
4 gouttes d'huile essentielle de géranium rosat

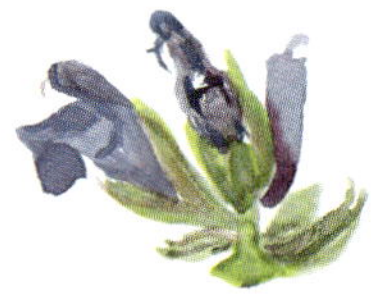

Compléter d'eau florale de genévrier ou de lavande.

Cheveux blonds

1/3 de flacon de 125 ml de base moussante
7 gouttes d'huile essentielle de camomille

Compléter d'eau florale de camomille.

Le rinçage des cheveux après shampoing

Il est bon de terminer le rinçage des cheveux avec des eaux de plantes qui leur donneront souplesse, reflets et parfums.

Pour faire chanter les cheveux

On verse les infusions de plantes tièdes ou froides (si on le supporte), sur les cheveux après le rinçage.

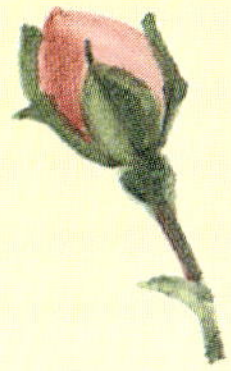

Cheveux blonds

Infusion de camomille.

Laisser infuser 15' une cuiller à soupe de fleurs dans 1 litre d'eau bouillante. Filtrer.

Cheveux blancs et gris

Une infusion de bleuet donnera de jolis reflets bleutés.

Cheveux châtains

Une décoction de feuilles de noyer colore et fortifie les cheveux.

2 cuillers à soupe de feuilles sèches hachées (un peu plus si elles sont fraîches) pour 1/2 litre d'eau.

Une infusion de sauge ravive la couleur : 100 g de sauge pour 1 litre d'eau.

Pour fortifier les cheveux

Décoction de prêle ou de racine de bardane.
Décoction d'orties fraîches.
Infusion de feuilles de frêne.

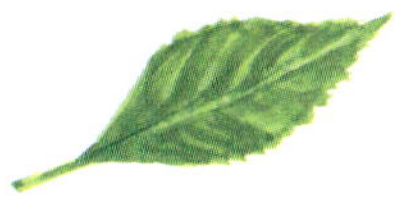

Pour démêler et nourrir les cheveux

Le lait d'avoine donne aux cheveux gonflant et brillance.
Il les nourrit et les adoucit.
Faire tremper 2 cuillers à soupe de flocons d'avoine dans un bol d'eau, 1/2 heure. Filtrer et appliquer l'eau sur les cheveux rincés.

Pour leur donner éclat et brillance

Les vinaigres de plantes sont reconnus pour leur efficacité. Ils enlèvent les traces de calcaire qui ternissent et étouffent le cheveu.

Le vinaigre de cidre sera parfumé et enrichi par une macération de plantes ou par des huiles essentielles qui lui ajouteront leurs vertus.

Le vinaigre à la rose, à la lavande, au romarin ainsi que les vinaigres de toilette cités lors des frictions, peuvent tout à fait convenir au rinçage des cheveux.

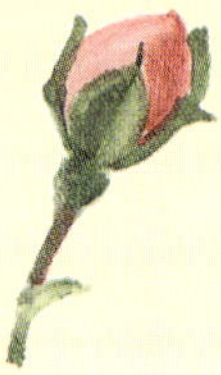

Voici un **vinaigre "spécial cheveux"**

Dans un bocal d'1/4 de litre, mettre en quantités égales, coupées finement, des sommités de romarin et de thym, des feuilles de sauge et d'ortie, des fleurs de lavande.
Bien couvrir de vinaigre de cidre.
Boucher et laisser macérer une quinzaine de jours.
Filtrer. Ajouter 2 gouttes d'huile essentielle de romarin et 4 gouttes d'huile essentielle de citron.
Se garde quelques mois, à l'abri de la lumière.

Tous ces vinaigres s'utilisent à raison de 1 à 2 cuillers à soupe dans la dernière eau de rinçage.

Frictions et lotions

La friction ou massage du cuir chevelu, avec le bout des doigts, active la circulation sanguine et lymphatique, équilibre les systèmes neuro-végétatifs, détend, apaise et facilite l'action des plantes utilisées en jus, en infusion ou en macérat.

On peut aussi faire l'application avec un coton-tige.

Une cure sur une durée de 8 jours à 3 semaines est toujours bénéfique.

Frictions aux infusions et décoctions de plantes

L'infusion de **basilic** tonifie et freine la chute des cheveux.

L'infusion de bourgeons de **bouleau** (100 g dans 1/2 litre d'eau bouillante pendant 20'), en lotion matin et soir, calme les démangeaisons et assainit le cuir chevelu.

L'infusion de **capucine** (fleurs, feuilles et graines) est un excellent tonique des cheveux et un antipelliculaire.

Le jus d'une botte de **cresson**, passée à la centrifugeuse, en friction du cuir chevelu, tous les soirs, est excellent contre la chute des cheveux. Se garde 3 à 4 jours au réfrigérateur.

Le jus d'une poignée d'**orties**, passées à la centrifugeuse, en lotion sur le cuir chevelu 10' avant le shampoing, le revitalise, prévient et lutte contre la chute des cheveux, chasse les pellicules. On peut le mélanger à 1/3 d'huile de ricin. On peut aussi écraser les orties au

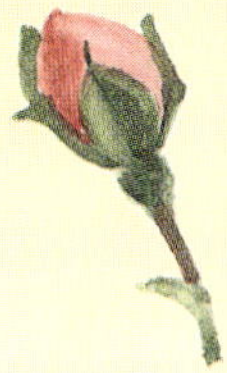

mortier et appliquer la pâte ainsi obtenue sur les régions qui ont tendance à se dégarnir.

La décoction de racine d'orties (100 g pour 1 litre d'eau) que l'on fait bouillir 15', puis filtrée, utilisée en lotion quotidienne sur le cuir chevelu, le tonifie et revitalise les cheveux.

La décoction de **thym** (40 g dans 1/2 litre d'eau) que l'on fait bouillir jusqu'à réduction de moitié est une lotion tonique et fortifiante en friction quotidienne du cuir chevelu.

Elle redonnerait teinte naturelle aux cheveux blancs...

Friction aux macérats

On obtient des lotions par macération des plantes dans de l'alcool à 90° dilué avec 50% d'eau, ou dans du bon rhum dilué avec 50% d'eau ou dans du vinaigre de cidre.

Hacher les plantes. Bien les recouvrir du liquide choisi et les laisser macérer. Filtrer et bien presser pour recueillir le maximum de jus.

A éviter si le cuir chevelu sensible et fragile réagit.

Le macérat de **buis** est utilisé pour la prévention et la lutte contre la chute des cheveux, en friction quotidienne. Mettre 50 g de feuilles fraîches à macérer pendant une semaine dans 1/4 de litre d'alcool à 90° additionné d'1/4 de litre d'eau pure. Filtrer.

Le macérat de **capucine** est un tonique du cuir chevelu, à utiliser quotidiennement sur les régions qui se dégarnissent. Faire macérer, pendant 1 semaine, 20 g de fleurs, feuilles et semences dans du vinaigre ou du rhum coupé à moitié d'eau. Filtrer.

Le macérat de **thym** et de **romarin**, en friction, stimule le cuir chevelu, régularise le sébum dans le cas des cheveux gras et lutte contre la chute des cheveux. Faire macérer 30 g du mélange dans 1/2 litre d'alcool à 40° ou de rhum pendant une dizaine de jours.

L'on peut aussi préparer des macérats alcooliques d'**ortie** ou de **cresson** (contre la chute des cheveux), de racine de **bardane** (fortifiant et antipelliculaire), de sommités de **sauge** (dans du rhum), de **prêle** (pour traiter les pellicules et cheveux dévitalisés).

Les vinaigres de plantes cités précédemment (frictions du corps et rinçage des cheveux) conviennent parfaitement pour assainir le cuir chevelu et fortifier les cheveux.

Frictions aux huiles essentielles et aux huiles végétales

Avec cette friction, une quinzaine de minutes avant un shampoing doux, le cuir chevelu est massé en douceur et les cheveux restent imprégnés de substances nourricières.

Les huiles essentielles ne sont bien sûr pas employées pures, mais diluées dans des huiles végétales. Vous pouvez employer l'une des huiles de massage que nous vous avons proposées, pour le corps.

Vous pouvez aussi inclure de temps à autre le massage du cuir chevelu dans le massage général du corps.

Voici une **huile spéciale-cheveux** que nous aimons beaucoup. Elle redonne tonus et éclat et parfume subtilement.

> Dans un flacon de 30 ml verser 1/4 d'huile de sésame, ajouter :
> 35 gouttes d'huile essentielle de géranium rosat
> 28 gouttes d'huile essentielle de sauge
> 23 gouttes d'huile essentielle de bois de cèdre
> 15 gouttes d'huile essentielle de romarin à cinéole
> 15 gouttes d'extrait de pépins de pamplemousse

Compléter avec de l'huile de tournesol.
Agiter et laisser reposer 1 ou 2 jours.

Masques régénérateurs pour cheveux

Ils se présentent sous forme de pâte à appliquer sur le cuir chevelu avant le shampoing. Peut se garder 2 heures au minimum ou toute une nuit.

Il s'agit de préparer cette pâte avec de la poudre de plantes et un peu d'eau chaude. Elle ne doit être ni trop épaisse ni trop liquide.

Le meilleur exemple est le **henné.** Cette plante magique, au parfum d'herbe sèche, dont les bienfaits sont connus depuis la plus haute antiquité, possède un tanin tout particulier, la *lawsone,* constituant de la matière colorante et qui se fixe sur la kératine des cheveux.

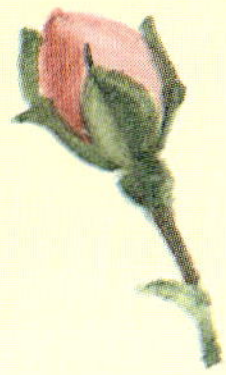

Non seulement le henné colore mais tonifie les cheveux, stimule leur croissance, renforce leur racine, lutte contre leur chute, leur donne du volume en les gainant. Il assainit également le cuir chevelu. Nous vous parlerons, à la rubrique des pieds, des bienfaits antiseptiques du henné et notre dernier chapitre vous racontera les merveilles des parures orientales. Le henné que l'on achète peut être neutre ou colorant, dans une gamme qui va du doré au cuivré flamboyant. Il suffit, suivant l'effet que l'on souhaite obtenir, cela dépendra de votre expérience, de garder la pâte plus ou moins longtemps sur les cheveux, en la protégeant d'un bonnet (genre sac de plastique) qui lui gardera son humidité. Rincer abondamment. Il existe différentes préparations à base de henné.

Le **henné dit « noir »** est un mélange de henné naturel et d'indigo bleu sombre, pour cheveux noirs et châtain foncé.

Le **henné dit « blond »** est un mélange de 3 poudres : henné neutre, camomille et rhubarbe pour des reflets de blond vénitien dans les chevelures claires. Lire avec attention leur composition sur les paquets proposés à la vente.

D'autres plantes sont bénéfiques pour masques de cheveux. Nous aimons le mélange suivant.

> Préparer une pâte avec, en quantités égales, de la poudre de feuilles de **thym**, de feuilles de **sauge**, de racines d'**ortie**, de racine de **bardane** et de **prêle**. Laisser agir une bonne 1/2 heure, puis rincer et faire un shampoing doux si nécessaire.

Enfin, particulièrement bénéfiques sont les masques d'huiles essentielles mélangées à de l'œuf.

> Pour 1 jaune d'œuf, 4 gouttes d'huile essentielle de **cyprès**, 3 gouttes de **géranium**, 1 cuiller à café d'huile de germe de **blé.** Appliquer le mélange sur les cheveux secs et laisser reposer 15 à 20'. Rincer.

Vous pouvez utiliser ensuite un shampoing doux, mais si vos cheveux s'en sentent bien, ce traitement à l'œuf peut remplacer le shampoing. Terminer le rinçage avec une infusion ou un vinaigre de votre choix.

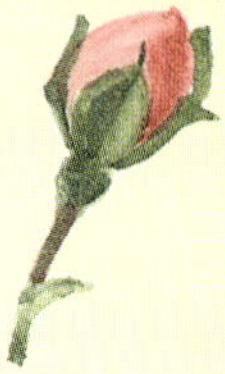

Les laques

Il est parfois nécessaire de garder à la coiffure un bon maintien tout au long de la journée. Les plantes apportent leur soutien.

Gel de pépins de coings

Cette vieille recette du cousin Antoine est une sorte de laque brillante pour donner corps aux cheveux qu'il avait fins et taillés en brosse.

Mettez dans une casserole, avec 1/2 litre d'eau une cinquantaine de pépins de coings. Faites bouillir jusqu'à réduction de moitié et à la décoction tiède, ajoutez gros comme une noisette de savon blanc finement râpé. Après avoir battu ce mélange, aromatisez-le par l'addition de quelques gouttes de votre essence préférée. L'eau ainsi obtenue assouplit les cheveux et leur donne un brillant admirable.

(Extrait de l'Ouvrier N°14, 1908)

Cette eau de laque permet de façonner la chevelure du bout des doigts.

En augmentant légèrement la quantité de savon, nous avons aussi obtenu un shampoing sympathique pour lequel nous avons expérimenté comme parfums le santal et l'ylang-ylang (5 gouttes de l'un ou de l'autre pour cette préparation).

Si cette recette très simple vous plaît, n'oubliez pas de faire provision de pépins à la saison des coings.

Certaines laques de commerce, à base de produits naturels, utilisent la gomme laque, résine tirée de certains arbres de la famille des acacias, comme le gommier.

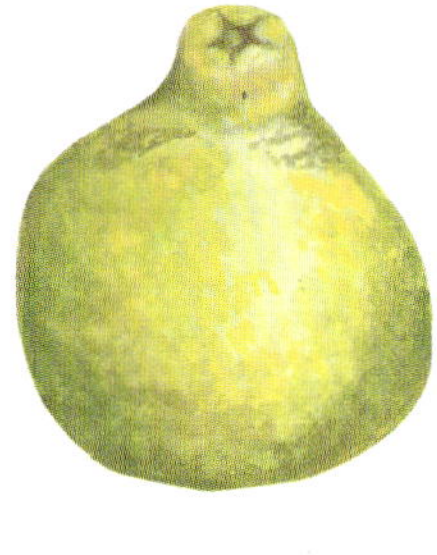

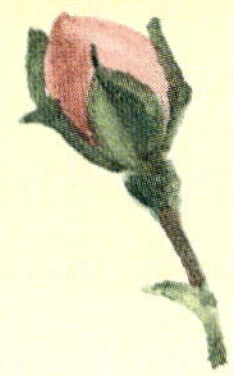

Des mains pour des caresses

Lorsqu'une pianiste, ou un pianiste, fait chanter son piano, il n'y a rien de plus fascinant que de regarder ses mains. Leur beauté, leur vivacité, leur intelligence sont magiques et le concept « de la tête à la main » devient incontournable.

Mains des petits enfants, douces, tendres et malhabiles, mains d'écoliers tachées d'encre, mains de jeunes filles et de jeunes femmes sophistiquées, mains de travailleurs plus rudes, mains d'écrivains agiles, mains de vieilles personnes qui ont recueilli des mémoires à l'infini, les mains sont les plus beaux outils du monde.

Il est important de s'en préoccuper. Pourquoi ne pas mettre à profit la richesse des plantes ?

Des massages pour les mains

Le **citron** est la plante royale pour les mains et les ongles. Il nettoie, fortifie, adoucit. Le jus de citron atténue les éphélides, ces taches brunes qui constellent les mains, suite à l'exposition au soleil, à la grossesse, à l'âge. Il peut aussi nettoyer les taches usuelles, celles des travaux de jardinage et des épluchages de légumes, les « ongles en deuil »... et neutraliser les odeurs ménagères.

Gardez l'écorce du citron que vous venez de presser, vous pouvez l'utiliser en frottant doigts et ongles dans la pulpe qui reste.

Le suc d'ortie appliqué sur les ongles cassants, si fragiles, leur redonne force et vigueur. L'huile de ricin aussi.

Les **huiles végétales** sont une exceptionnelle nourriture pour la peau si sollicitée de nos mains.

L'**huile d'olive** et le **jus de citron** font ensemble des merveilles.

On peut masser les mains ou baigner dans un bol de ce mélange doigts et ongles qui seront fortifiés.

Recette pour des mains fatiguées, sèches ou rugueuses.

Verser dans un flacon de 30 ml 1/3 d'huile d'olive
Ajouter 25 gouttes d'huile essentielle d'ylang-ylang
20 gouttes d'huile essentielle de citron
5 gouttes d'huile essentielle de romarin à cinéole
Compléter d'huile de germe de blé.
Bien masser le dessus de la main, la paume, chaque doigt et les ongles.

Si vous avez une huile de massage que vous aimez bien, n'hésitez pas à l'utiliser pour vos mains.

Des masques pour les mains

Les masques redonnent coup d'éclat et jeunesse à vos mains.

Voici une recette : mélanger à un jaune d'œuf 1 cuiller à café d'huile de germe de blé (d'olive ou de sésame), 5 gouttes d'huiles essentielles (en tout) de géranium et/ou d'ylang-ylang, et/ou bois de cèdre.
Appliquer ce masque sur les mains pendant 10 minutes ou 1/4 d'heure et profitez-en pour vous relaxer.
Et quand vous vous faites un masque pour le visage, n'oubliez pas d'en faire profiter vos mains.

Les gants de beauté de nos grands-mères

Voici une recette du carnet de notre ami droguiste des années 1900, sous le titre ***Blancheur des mains***.

Faire fondre 175 g de cire blanche au bain-marie, y ajouter 125 g d'huile d'olive, 125 g de miel et 1 jus de citron.

Mettre la nuit des gants enduits intérieurement de cette pommade. Ils s'utilisent plusieurs nuits de suite.

Nos arrières grands-mères étaient prêtes à sacrifier une paire de gants de peau pour la blancheur de leurs mains ! Il est plus simple de les laver souvent avec l'eau des pommes de terre cuites ou de les masser avec la pulpe tiède.

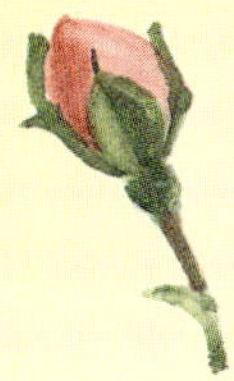

Des pieds et des jambes pour danser

Les pieds

Beauté des pieds d'enfants qui courent dans le sable, raffinement des pieds décorés au henné, pieds magiques des danseurs...

Nos pieds, qui sont nos appuis, notre contact au sol, à la terre, notre moyen d'avancer dans le monde, requièrent non seulement notre attention mais notre tendresse.

Ils demandent à être rafraîchis, adoucis, nourris. Ils sont friands de lotions aux eaux florales, de massages aux huiles végétales enrichies d'huiles essentielles, de bains qui soulagent des fatigues et de l'échauffement.

Bains de pieds aux plantes

Si vous avez dans vos trésors une jolie cuvette à l'ancienne, remettez-la en usage pour offrir quelque poésie à vos bains de pieds. Dans votre eau, à bonne température, vous verserez infusion, décoction, macération ou eau florale.

En **infusion** : ortie, noyer, sauge, romarin, lavande.

En **décoction** : les feuilles de noyer et celles de sauge sont souveraines contre la transpiration.

La **macération** de racines de guimauve est très adoucissante et émolliente.

Eaux florales : ajouter à l'eau 4 à 5 cuillers à soupe d'eau florale additionnée ou non de gros sel (environ 150 g).

L'eau florale de cyprès et celle d'hamamélis sont recommandées pour la circulation, celle de lavande pour les rougeurs et les irritations, celle de sauge pour la transpiration, de romarin et de menthe pour tonifier et rafraîchir.

Lotions

Vous pouvez aussi frictionner vos pieds avec les mêmes eaux florales ou avec les vinaigres de toilette cités aux frictions pour le corps.

Massages

Les pieds adorent être massés pour retrouver leur espace et leur souplesse.

Les huiles de massage proposées pour le corps peuvent être employées. Il suffit de choisir une huile qui décongestionne, active la circulation ou détend muscles et tendons.

Plus simplement, 2 ou 3 gouttes de lavande ou de cyprès dans un peu d'huile de sésame ou d'olive leur font beaucoup de bien.

Vous pouvez aussi de temps à autre les masser avec une huile particulièrement nourrissante, comme celle que nous vous avons proposée au chapitre des mains, pour faire belle peau et beaux ongles.

Prenez soin de masser avec douceur et attention tous les orteils (écartez-les, étirez-les), le dessus du pied, toute la plante du pied, les chevilles et le tendon d'Achille.

Vous pouvez aussi choisir une huile de détente ou de vitalité car, avec le massage des pieds, vous touchez l'ensemble du corps et ses différentes fonctions. Pour les Chinois tout notre corps est inscrit sur le pied, essentiellement la plante du pied.

Dans le même esprit, on peut utiliser les bains de pieds pour se détendre, en y ajoutant une infusion de feuilles de mélisse, fleur de lavande, tilleul (1 poignée pour 2 litres d'eau à infuser 1/4 d'heure).

Quelques attentions plus particulières

L'huile de **millepertuis** est bonne pour les ampoules, une goutte d'huile essentielle de **lavande** également.

Pour les engelures on recommande les fleurs de **soucis** en lotion, baume ou huile.

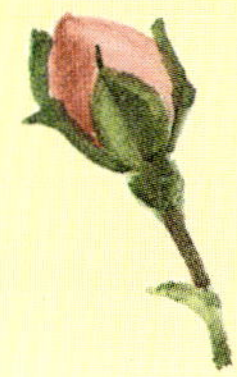

Quelques gouttes d'huile essentielle de **géranium** (pas plus de 2 ou 3) sous la voûte plantaire évitent odeur, échauffement et donnent l'impression de marcher sur du velours. Conseillé, testé et approuvé par des amis marcheurs.

Dans les pays où pousse le **henné**, il est de tradition de l'utiliser comme antiseptique pour les pieds nus dont il renforce la peau. Souvent un décor coloré joint l'utile à l'agréable.

Une vieille recette : pour des chevilles fines, entourez-les une nuit avec une compresse imbibée d'une décoction de feuilles de **persil.**

Les jambes

Marcher est la fonction essentielle des jambes et donne vitalité à notre corps. Notre vie, de plus en plus sédentaire, l'oublie et nos jambes s'en ressentent.

Les plantes permettent de rétablir un équilibre et de retrouver une sensation de jambes légères et dynamiques.

On utilise souvent des huiles essentielles alliées à des huiles végétales pour des massages reposants, reconstituants, drainants. Avec la paume, bien à plat, des deux mains en alternance, l'une derrière l'autre, remontez des chevilles jusqu'aux genoux, puis des genoux jusqu'au pli fessier pour l'arrière de la jambe. Attardez-vous sur les mollets, les cuisses, toujours avec douceur, en insistant sur les chevilles et les genoux (sur toutes les faces).

Beaucoup de recettes offertes dans le chapitre des massages du corps conviennent bien sûr. Voici une huile qui "allège" particulièrement les jambes et fait circuler tous les liquides.

Pour 30 ml d'huile d'olive, utiliser les huiles essentielles suivantes :

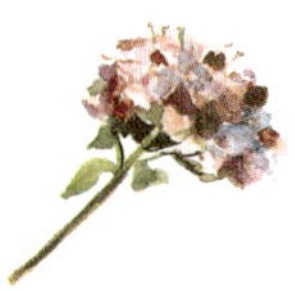

bouleau ou gaulthérie, 9 gouttes
cyprès, 6 gouttes
genévrier, (rameau et baies) 5 gouttes
romarin à cinéole, 3 gouttes
origan, 3 gouttes

Nous avons choisi
Avec passion
Et tendresse infinie
Toutes ces recettes
De beauté, de joie
De sérénité
Notre bonheur
Etait de partager
Ces merveilles généreuses
Aux mémoires fleuries
Et parfumées
Alliées mystérieuses
Dans la déférence
Due à frère notre corps
Nous allons maintenant
Vous confier
Nos secrets
De parfums
Qui tissent des liens

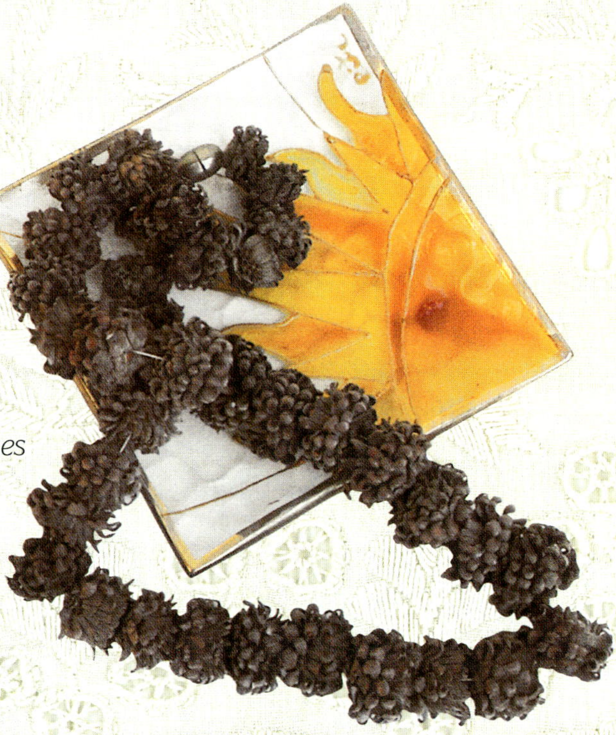

Les parfums qui tissent des liens

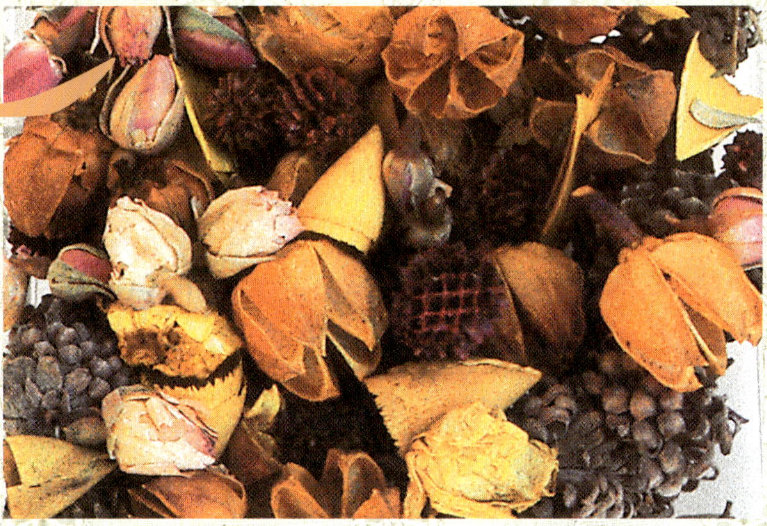

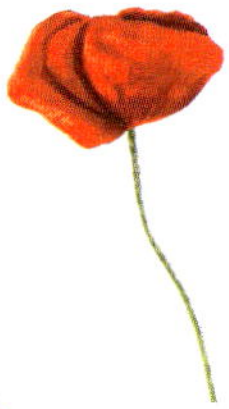

Qui, en entrant dans la maison de ses vacances d'enfance, n'a jamais senti son cœur se serrer en respirant ses « odeurs-mémoires ». Les murs se souviennent des senteurs passées, la cuisine mijotée d'une grand-mère, les pommes conservées au frais d'un grenier, les plantes macérant dans un bon alcool pour une liqueur dorée, le parfum de l'encaustique…

Et puis il y a ce bouquet de roses accueillant, sur la table de chêne où flottent encore les souvenirs de repas de fête, qui relient les senteurs anciennes à la vie.

Parfums-souvenirs

Souvenirs de voyages à l'infini. Jasmins légers de Sidi Bou Saïd en Tunisie, épices lourdes, safran, cannelle, coriandre, ambre des souks de Fès, pâtes odorantes à l'encens brûlées sous la tente du désert, cacao chaud d'un village tapi au pied du Popocatepelt, tiarés à Tahiti, myrte au jardin de Grenade, fleurettes discrètes sur la colline d'Assise, aubépine et sureau aux bords des chemins creux, fleurs enivrantes de Bali, églantine du printemps.

La fraîcheur de l'eau de la rivière, le sel de la mer, la vibration des odeurs de foin dans la campagne, tout est parfum et tout est musique.

Il y a les parfums-souvenirs des bibliothèques, des chambres d'enfants, des granges après la moisson, des marchands de légumes, des herboristeries.

Les parfums peuvent être légers et frais, chauds et puissants, exotiques, orientaux, suaves, sucrés, gais et optimistes, douloureux aussi et familiers.

Les parfums nous donnent des leçons de communication, d'indulgence parfois, de re-connaissance souvent. Comme si le parfum faisait partie de l'aura de chacun.

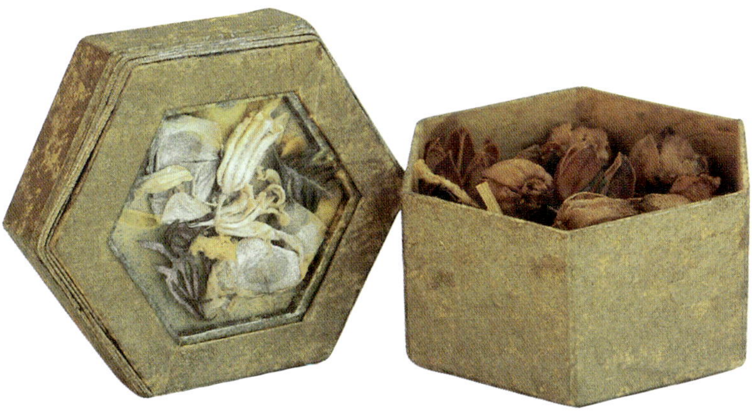

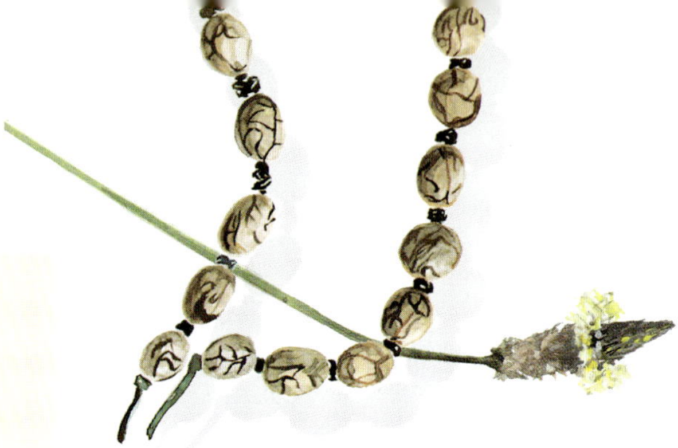

Surtout ne résistez pas au plaisir
d'entrer dans des parfumeries.
Il y règne une musique sensuelle
qui nous fait chavirer la tête
et parfois le cœur.
Il y fait doux et tendre et joyeux
comme un parfum de volupté.

La musique des parfums

N'avez-vous jamais eu envie de changer de parfum avec les saisons ? N'avez-vous jamais pensé à trouver un parfum éphémère pour une soirée de fête, ou pour vous donner du courage.

Connaître l'énergie des parfums est un jeu de tous les jours, parfums pour trouver la paix, pour reprendre de l'énergie, pour séduire…

Si aux huiles douces vous mêlez des essences parfumées, vous séduisez le sens du toucher. Alors, musiques, saveurs, regards, caresses, les cinq sens participent à l'enchantement.

Certaines senteurs déploient les poumons et les ouvrent à la respiration, nous apportent le vent, l'air et l'espace, d'autres nous font pétiller de joie, nous apaisent, chassent nos soucis et nous incitent au recueillement.

Une sensation de partager quelque chose d'important avec l'univers naît en nous. C'est agréable, réconfortant et troublant.

Si vous aimez les parfums, la beauté des plantes, leurs couleurs, alors profitez de leur générosité dans votre vie de tous les jours. Ce sont des plaisirs simples qui ne demandent qu'une attention amicale.

Nous vous proposons des parures d'imagination et de plaisir pour vous-même, pour votre maison, pour votre proche environnement.

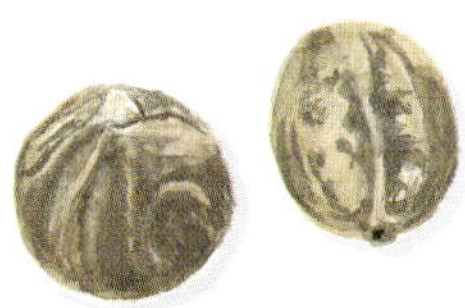

Parures d'imagination et de plaisir

Amusez-vous à créer des parures fleuries et embaumées. Amusez-vous à jouer avec les saisons, avec les fêtes, avec les promenades et les marchés, à jouer avec votre état d'âme.

Les fleurs parures

Une fleur pour un bijou

Ce peut être une rose fixée au corsage, mais aussi une fleur de saison, une primevère, un narcisse au printemps, un petit myosotis en été, cueilli aux bords d'une rivière, une capucine assortie à une robe, une petite branche rousse de térébinthe à l'automne…

Portez une fleur en bague.

Parez-vous de fleurs aux oreilles, comme les Tahitiennes…

Les fleurs sont les plus beaux bijoux du monde.

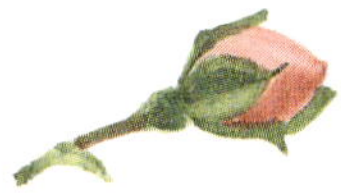

Des colliers de sérénité, de fantaisie, de communication

Qui n'a jamais rêvé des colliers de splendeur de Polynésie, aux senteurs lourdes et voluptueuses. On ferait bien le voyage pour recevoir cette parure solennelle qui fait le lien entre le corps et l'eau des lagons transparents, entre les Polynésiens et leurs visiteurs. Les fleurs de *tiaré* sont éternelles.

Alors faisons des colliers campagnards et modestes. Ils seront pleins de charme.

Rien n'est plus simple que d'enfiler des fleurs et des graines-perles, pour faire des colliers plus ou moins éphémères, au fil des saisons et des évènements festifs.

Pour des **colliers de fleurs**, il faut choisir des fleurs plutôt robustes, qui peuvent tenir une soirée. Un collier de petits boutons de rose sera très sophistiqué, surtout si vous y ajouter une bague.

Pour des **colliers de feuilles,** c'est plus facile, elles sont moins fugaces et elles offrent des gammes de couleurs charmantes.

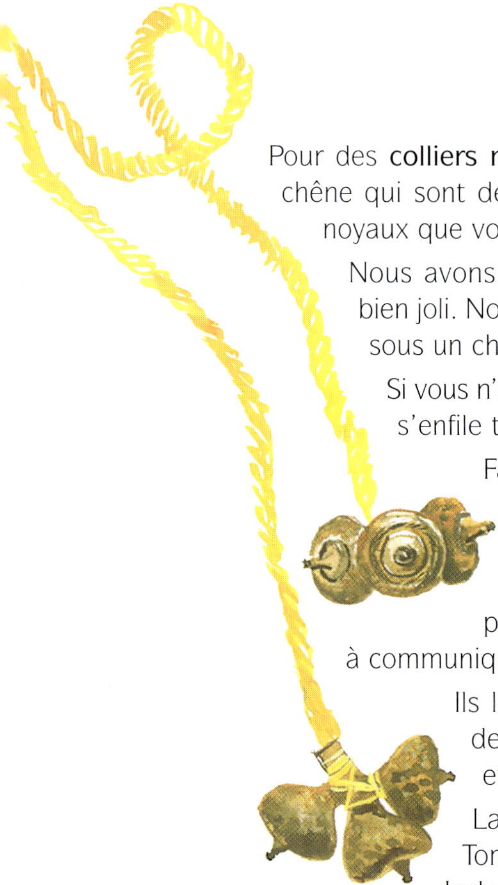

Pour des **colliers nature**, vous pouvez ramasser des galles de chêne qui sont des petites boules fort jolies, des glands, des noyaux que vous trouerez.

Nous avons retrouvé un enfilage de noyaux d'arganier, bien joli. Nous avons enfilé des coques de glands recueillis sous un chêne velani, telles des fleurs de bois.

Si vous n'avez pas peur de son parfum, le clou de girofle s'enfile très facilement.

Faites faire à vos enfants des colliers de pépins de melon. Surtout gardez les pépins de pastèque d'un beau noir brillant.

Etonnez vos amis, vos voisins, vos enfants, en portant des colliers étonnants. Ils vous aideront à communiquer avec eux.

Ils leur raconteront des souvenirs, des voyages, des rencontres dans les pays du bout du monde et des bonheurs simples et parfumés.

La paille dorée de graminées racontera l'or de Tombouctou, les pâtes odorantes chanteront les Indes et les maisons orientales, les graines exotiques diront la beauté des Masaï...

Un petit conseil pour vos colliers : faites des enfilages un peu longs. Non seulement vous n'aurez pas besoin de mettre des fermoirs, mais les grains ou les fleurs se détérioreront moins vite. Vous pouvez utiliser un fil très simple, ces colliers sont, en général, légers.

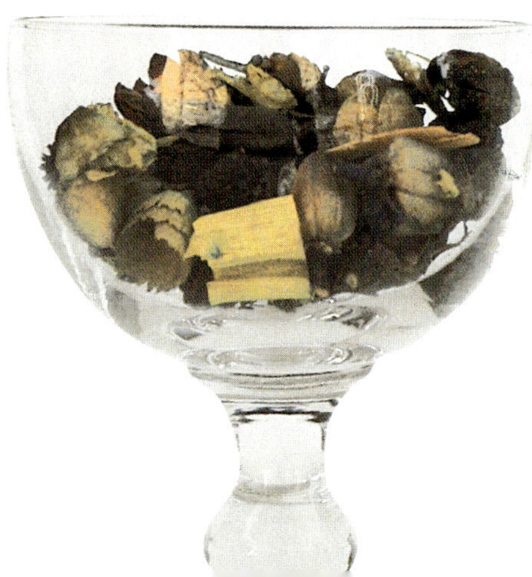

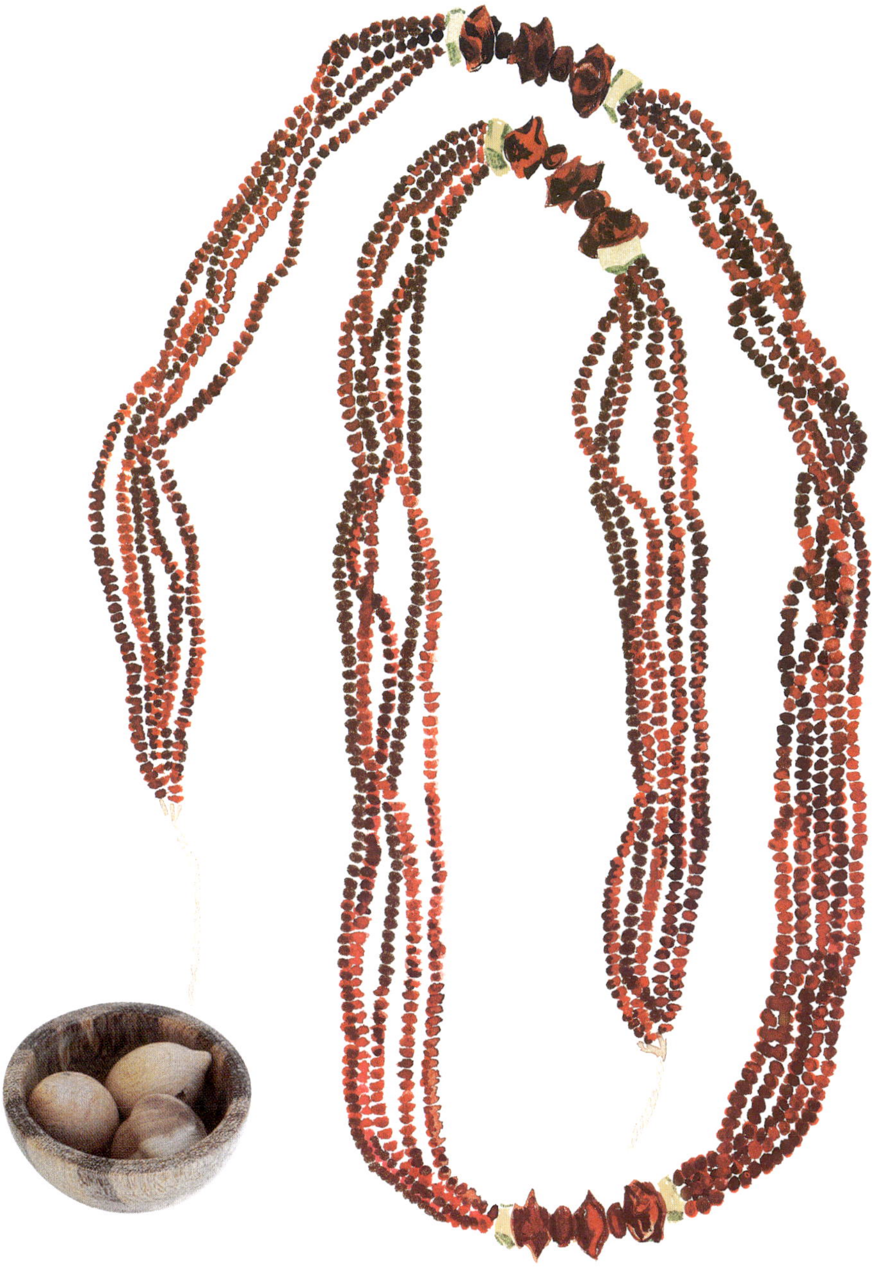

Colliers de fleurs, colliers de graines, colliers de promenades, colliers de senteurs, vous êtes des remèdes exquis à la mélancolie, à la fatigue, à la déprime. Faites leur confiance, ils vous le rendront joyeusement.

Portez, portez des fleurs parfumées !

Des petits bouquets en broches

Porter des fleurs en petit bouquet inspire la bonne humeur. Vous le mettrez comme une broche à l'épaule. Vous pouvez, pour l'accrocher, si vous en avez une, utiliser une fibule rapportée d'un voyage en Afrique du Nord. Sinon une grosse épingle fera l'affaire. Deux fleurs suffisent pour un bouquet-parure.

Faites une jolie composition, en harmonie avec le tissu de votre robe et de votre veste.

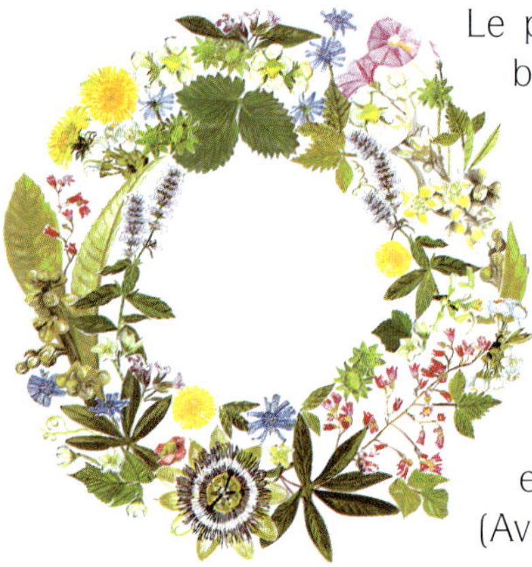

Le premier mai sera l'occasion de porter un petit bouquet de muguet, porte-bonheur.

Pourquoi ne pas remettre à la mode le petit bouquet de violettes un peu suranné. Il faut aimer son parfum moins discret que l'on ne croit. Au XIXe siècle, quand le langage des fleurs était en vogue, la violette romantique tenait une jolie place dans le langage amoureux. En parfumerie ce fut au XVIIIe siècle une essence très recherchée et Parme et Toulouse entrèrent en concurrence (Aveline*).

Goûtez les violettes cristallisées. Si vous aimez séduire vos amis, mettez au fond d'une coupe de champagne une violette cristallisée. Le sucre va fondre et la fleur s'épanouir à la surface.

Des parures de chevelure

Portez des fleurs dans les cheveux. Il suffit d'une simple barrette. Assortissez-les à votre tenue.

Si vous aimez les chapeaux, fleurissez-les, surtout ceux de l'été.

Préparez avec tendresse des couronnes de mariée. La fleur d'oranger, de tradition ancienne, peut être remplacée par des couronnes ou de simples bouquets, de couleurs tendres et parfumées.

N'oubliez pas de coiffer les héros de votre famille d'une couronne ... de laurier !

Des fleurs accessoires

Ce sont pour nous des petites fantaisies de parures. Une fleur accrochée à un sac, une fleur fixée sur chaque chaussure ou sandale. Elles seront en harmonie avec une robe d'été et une coiffure fleurie.

Vous pouvez entourer la tige avec un coton mouillé et l'envelopper dans un papier aluminium. La fleur se conservera plus longtemps.

Plantes et Zodiaque

Pour ceux qui sont sensibles à la magie du Zodiaque, pourquoi ne pas porter la fleur-couleur de son signe.

Le **Bélier** aime le rouge, sa pierre est le rubis, ses fleurs sont les tulipes, les glaïeuls et les capucines.

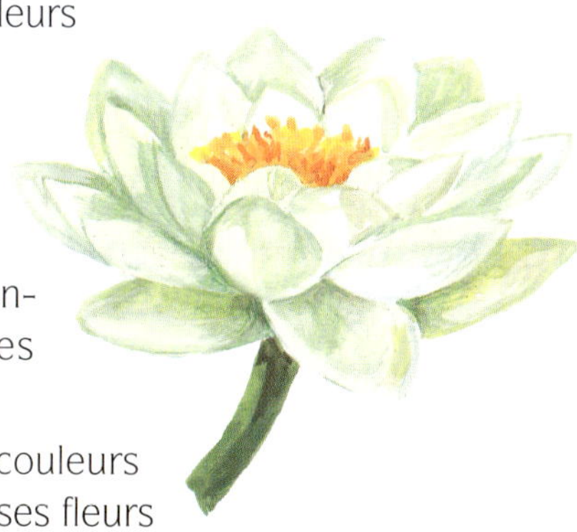

Le **Taureau** choisit le vert, sa pierre est l'émeraude et il préférera les fleurs légères et parfumées, lilas, acacias, seringas.

Les **Gémeaux** préfèrent les couleurs de l'arc-en-ciel, opale et agate sont leurs pierres, et les orchidées, le narcisse et la jonquille leurs fleurs.

Le **Cancer** est le signe du blanc parfois teinté de couleurs tendres. Ses symboles sont la perle et l'opaline et ses fleurs la pâquerette, le jasmin, la rose blanche, le nénuphar.

Le **Lion**, c'est le signe solaire par excellence, son talisman est l'or et ses fleurs le mimosa, le tournesol, l'amaryllis, les lis blancs et jaunes.

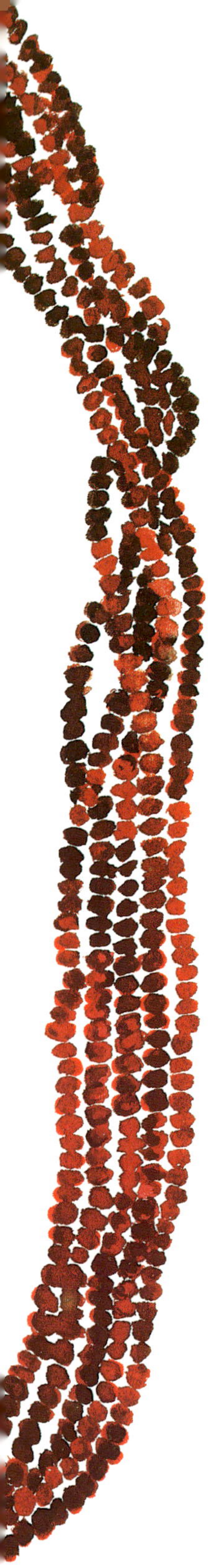

La **Vierge** aime le mordoré et le brun vert doré. Ses pierres sont la chrysoprase et la malachite, l'émeraude aussi. Ses fleurs, ici ce seront des feuilles, sont celles de l'automne, dorées et rousses.

La **Balance**, sa couleur est le rose, ses pierres sont le cristal rose, la perle irisée, le corail et le rubis très clair. Sa fleur préférée est l'œillet à côté de l'azalée, du rhododendron, du dahlia et de la rose.

Le **Scorpion** choisit le rouge sombre, ton de la magie, ses pierres sont le rubis, le porphyre et le marbre rouge et ses fleurs le coquelicot, l'asphodèle, le bégonia.

Le **Sagittaire** aime la couleur bleu indigo, sa pierre est le saphir et ses fleurs le bleuet, l'œillet, la centaurée.

Le **Capricorne** a pour symbole la couleur noire, parfois teintée d'indigo ou de pourpre. Il choisit les pierres à reflets noirs et les fleurs teintées de noir, tulipe, iris, rose.

Le **Verseau**, c'est la douceur du mauve et du gris-bleu, ses pierres sont l'aigue-marine et l'améthyste et pour les couleurs, le pois de senteur, l'hortensia, la violette et l'orchidée.

Les **Poissons** ont pour couleur le violet, nacre et corail sont ses symboles et ses fleurs le lotus, le pavot, la pensée et la giroflée.

Amusez-vous avec les couleurs, les fleurs et leurs parfums.

Les pâtes odorantes

Aux pâtes odorantes restent attachés des souvenirs d'ambiance, des souvenirs de voyages au soleil, des images très orientales, des sourires d'accueil charmant. En général on les connaît pour leurs odeurs d'encens, de girofle, de musc, de santal, de noix de muscade, d'ambre gris qui s'envolent en fumées voluptueuses.

Ce que l'on sait peut-être moins c'est que l'on peut s'en faire des parures. Les femmes du Maghreb se transmettent de mères en filles les secrets de ces pâtes dont elles font des perles et des pendeloques.

En Mauritanie, les perlières vous proposent des enfilages de minuscules perles rondes qui gardent très longtemps leur parfum.

Elles pilent dans un mortier de pierre des clous de girofle, des bois et des bulbes odorants, de la gomme parfumée, et divers parfums, souvent importés. Les ingrédients sont malaxés, mis au soleil pour permettre à la gomme de servir de lien, puis les perles sont délicatement façonnées et enfilées sur un simple fil.

Autrefois les femmes cousaient une petite pochette brodée, dans laquelle elles introduisaient des morceaux de pâte odorante, qu'elles fixaient aux fibules de coquillage qui retenaient leur voile.

Les Tunisiennes offrent volontiers, en petits cadeaux d'amitié, des perles ou plutôt des pendeloques, de formes les plus diverses, souvent des petits cœurs, faites en pâte odorante à base d'ambre gris. Si l'on aime ce parfum, il suffit de les attacher sous sa robe. On retrouve aussi ces perles-pendeloques dans des parures traditionnelles

Nous avons essayé de créer une pâte odorante, pour deux usages, la perle de parure et le parfum d'ambiance. Nous vous raconterons notre aventure au chapitre des parfums de la maison.

Les teintures-décor

En Afrique du Nord, en Afrique saharienne et sahélienne le henné est la plante magique. Elle l'est aussi aux Indes et en Afrique de l'Est.

Nous en avons parlé à propos des cheveux qu'il colore, qu'il revitalise et à qui il redonne brillance et douceur.

Il est de tradition, surtout pour les fêtes et les mariages, de transformer le henné-soin en henné-parure et en henné-actualité.

Il y a peu de temps encore le principe consistait à faire adhérer à la paume de la main, et sur le pourtour des pieds, des caches, avant de poser la pâte de henné qui teindra les parties laissées libres.

Cette pâte est la plus simple du monde. Les feuilles de henné séchées sont réduites en fine poudre, que l'on mélange à de l'eau tiède afin d'obtenir une pâte lisse, facile à étendre.

On conservait le henné un temps suffisant pour obtenir une belle couleur brun orangé.

Les Mauritaniennes dessinaient à l'aide de fins rubans de sparadrap des motifs géométriques. Ces dessins racontaient des poèmes ou des faits d'actualité. Aujourd'hui dans toute l'Afrique du Nord, l'on utilise une seringue à henné qui dessine les motifs directement. La durée de la teinture est moins longue que la première technique. Attention aux produits chimiques qui participent aujourd'hui à la couleur.

Les parures des mains et des pieds, dessinées au henné, font partie de ces traditions que l'on aimerait bien sauvegarder et faire siennes.

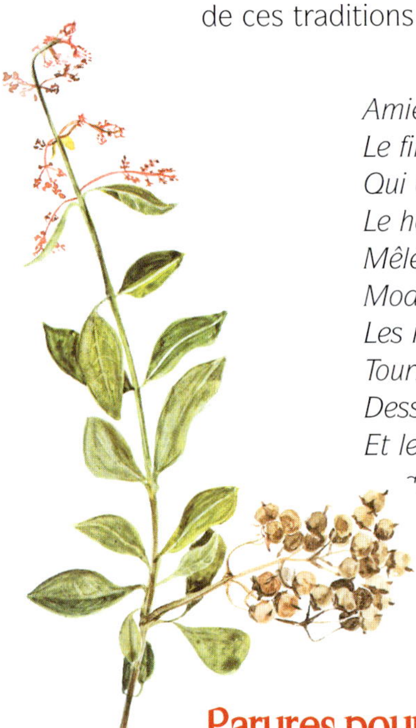

Amie, tu me dessines au creux des mains un poème
Le fin ruban écrit avec précision le motif
Qui chantera clair dans la teinture brune
Le henné aux senteurs d'herbe sèche
Mêlé d'eau tiède
Modèle une sculpture de bronze éphémère
Les motifs s'enroulent autour des doigts
Tournent autour de la main
Dessinant la terre et la chair
Et les symboles des mondes oubliés
…a, chanson d'amour au creux des mains

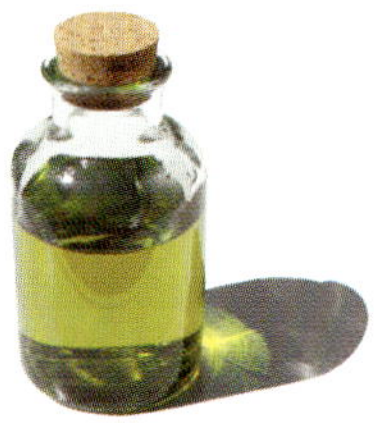

Parures pour la maison

Si l'on prend soin avec tendresse du décor d'une maison, l'on peut aussi l'enrichir des vibrations harmonieuses des parfums.

Faites des bouquets odorants et parfumez les armoires.

Apprenez à jouer avec les senteurs vivantes des huiles essentielles pour créer des ambiances douces et reposantes, toniques et vivifiantes, exotiques, fruitées, fleuries…

Plantez autour de la maison, ou sur le balcon, des plantes aromatiques aux mémoires parfumées.

Bouquets odorants

Toutes les fleurs du monde peuvent devenir bouquet magique. Une rose dans un verre, trois brins de lavande, un petit bouquet champêtre, une branche de bois sec et une rose, 3 orchidées, un gros bouquet composé avec les plantes soignées au jardin...

Le parfum et la beauté des fleurs nous offrent des moments de contemplation.

Faire des bouquets est tout un art, un art dont la règle est l'harmonie. Harmonie des couleurs, non seulement celles des fleurs entre elles, mais celle des fleurs dans votre environnement. Choix du vase en accord avec le bouquet, choix de l'endroit où il sera posé, qu'il soit en amour avec la table qu'il viendra enchanter, le rideau dont il est le voisin, le tableau accroché au mur non loin de lui. Harmonie portée à son sommet dans l'art floral japonais.

Il entre dans le jeu des couleurs, des parfums et des fêtes.

A Noël, accrochez une couronne de fragon piqué de baies rouges, à votre porte.

Offrez des fleurs en bouquet. Fêtez les anniversaires en fleurs. Inventez des occasions. N'oubliez pas les fleurs préférées de vos enfants, de vos amis.

Portez des bouquets dorés au cimetière pour la Toussaint, les fleurs et les senteurs d'automne monteront comme une prière.

Les bouquets, les tout petits cueillis par les mains malhabiles de bambins heureux, ceux d'un amoureux, ceux d'une sœur attentionnée, tous les bouquets du monde engendrent des liens d'affection, d'émotion, des désirs de confidences, de joies intenses de communication.

Ambiances parfumées

Présentes et subtiles, elles apportent, dans nos espaces de vie, un charme qui nous est particulier.

Les huiles essentielles, les bois, les pâtes odorantes, les pots-pourris sont des éléments étonnants et pleins de surprises qui nous livrent leurs secrets pour offrir des ambiances-maison à la fois douces et reposantes, toniques et vivifiantes.

Les huiles essentielles, partenaires privilégiées des espaces intimes

Il faut apprivoiser les huiles essentielles, apprendre à connaître intimement leur parfum, trouver leur dynamique et créer, avec leur diffusion dans l'air, des espaces embaumés qui nous enchantent.

Pour créer un **espace plus large**, des huiles « respiratoires », le pin, l'eucalyptus, la lavande, sont offertes.

Pour un **espace revitalisant,** ce seront le romarin, le sapin, la girofle, le géranium, la muscade, la menthe.

Pour un **espace apaisant**, la lavande, l'orange, la marjolaine, la camomille, l'ylang-ylang seront les bienvenues.

Pour un **espace exotique**, il y a le santal, l'ylang-ylang, l'orange, le géranium, la cannelle, la muscade, le bois de cèdre.

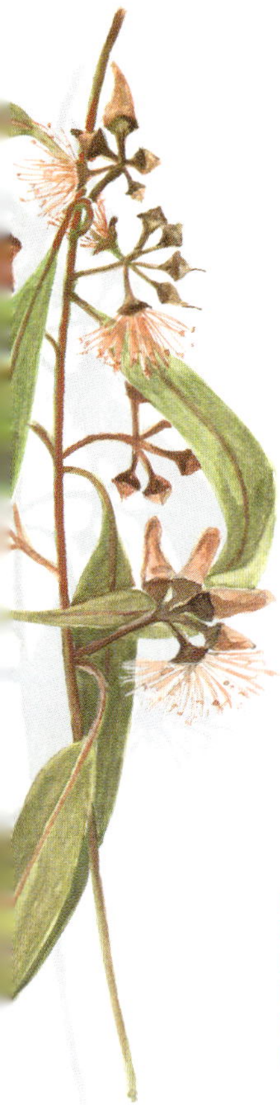

Voici d'autres choix.

Pour des **ambiances fleuries,** le bois de rose, la lavande, le géranium.

Pour des **ambiances vertes**, le romarin, le cyprès, le genévrier, le pin.

Pour des **ambiances méditatives**, le bois de santal, le cyprès, le géranium, le bois de rose.

Pour des **ambiances joyeuses**, le lemon-grass, le basilic, la sauge, l'estragon, l'eucalyptus, le bois de rose, la lavande.

Pour des **ambiances toniques**, le romarin, le citron, le pin, la sauge, la girofle.

Avec le géranium, l'eucalyptus, la citronnelle et la lavande, la protection contre les insectes est assurée.

Voici des pistes pour choisir parmi nos suggestions.

On peut en sentant une huile essentielle explorer tout l'univers des sensations qu'elle ouvre en nous.

> Un moment de tranquillité, de disponibilité est bienvenu pour l'exercice suivant qui apprend à connaître de façon personnelle le parfum d'une huile essentielle, ses effets, ses bienfaits et son accord avec vous.

Prenez un flacon d'huile essentielle, sentez le rapidement et observez. Première réaction toute simple, vous aimez ou n'aimez pas.

Allez plus loin. Respirez-la doucement et notez son action sur l'amplitude de votre respiration.

Puis cherchez ce qu'elle évoque pour vous, une couleur, une saison, une lumière, une température, un paysage, un souvenir.

Enfin, laissez-vous découvrir les sensations qu'elle vous procure, joie, force, paix, confiance, dynamisme, vitalité.

Vous pouvez noter vos découvertes sur un papier à garder précieusement. Ses informations vous aideront à réussir vos combinaisons de senteurs. Limitez-vous à deux ou trois explorations à la suite.

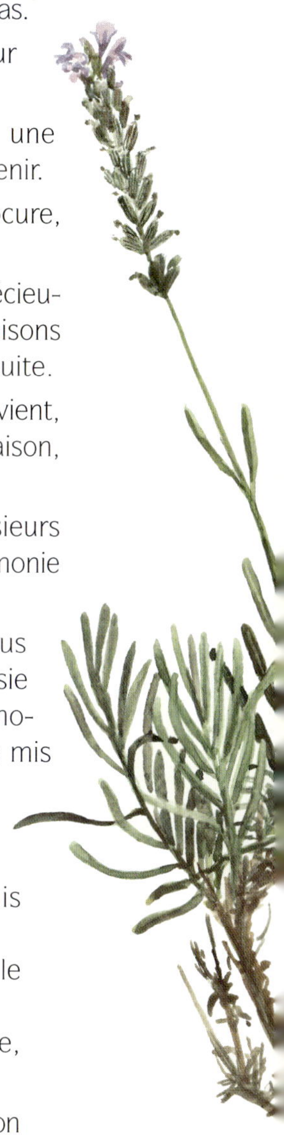

Quand vous aurez trouvé, reconnu l'huile essentielle qui vous convient, à vous et à votre entourage, celle qui fait chanter l'air de votre maison, vous pouvez la diffuser toute seule. Elle fera votre bonheur.

Il est possible aussi de composer des mélanges, de marier plusieurs huiles essentielles, un art complexe qui demande de trouver l'harmonie entre les composants.

Pour explorer la rondeur et la subtilité des mélanges, nous vous proposons un autre exercice. A partir d'une huile essentielle choisie comme base, cherchez les huiles essentielles qui se marient harmonieusement avec elle, en sentant tout simplement deux flacons mis côte à côte.

Avec la base apaisante de la lavande, testez l'orange, puis la marjolaine, le géranium rosat, l'eucalyptus.
Avec la base douce de l'orange, testez la marjolaine, puis l'ylang-ylang, le romarin, le basilic.
Avec la base tonique du romarin, testez le pin maritime, puis le citron, la lavande.
Avec la base de sérénité du géranium, testez le bois de cèdre, puis le bois de santal, l'eucalyptus, le ravensare.

Observez les sensations qui se dégagent de chaque association, son « climat » Gardez-en la trace écrite. Vous pouvez ensuite tester les deux flacons retenus avec un troisième et sentir ce qui se passe.

Là aussi, ne faites pas plus de 2 ou 3 essais à la suite et ne sentez pas les huiles essentielles trop longtemps pour ne pas vous brouiller le nez et les sensations.

Vous trouverez dans le commerce des mélanges pour diffuseur. Prenez toujours le temps de sentir si la dynamique du parfum vous convient.

Pour une atmosphère personnalisée, quand votre choix sera fait, mettez 2 à 3 gouttes de l'huile essentielle ou du mélange dans une ou plusieurs coupes de verre, de porcelaine, de métal, remplies d'eau.

Disposez-les en des endroits « clés » de la pièce ou de la maison et laisser diffuser. Votre sphère de senteur va se développer et faire vibrer votre espace. A renouveler au bout de quelques jours, à votre goût.

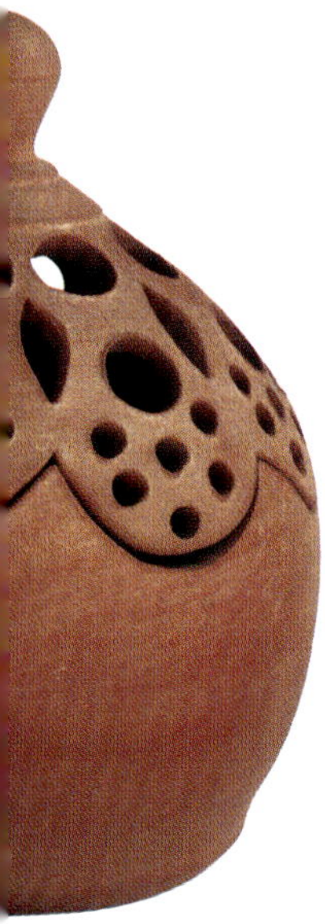

Vous pouvez bien sûr utiliser le « diffuseur d'arôme », petit appareil électrique qui diffuse dans l'atmosphère, en un léger brouillard ionisé, les huiles essentielles et revitalise l'air. Le parfum est plus intense et l'action peut être plus thérapeutique.

Il y a aussi les petites poteries poreuses, les papiers filtres qui laissent s'évaporer les senteurs, et le brûle-parfum, généralement en poterie. Il faut, pour ce dernier, que soit bien étudiée la distance entre la bougie et la coupe dans laquelle on peut mettre un peu d'eau.

De l'impalpable du parfum aérien, on entre dans la matière plus dense des bois et des pâtes odorantes.

Les bois odorants

Certains bois odorants sont réputés pour leur action purificatrice de l'atmosphère.

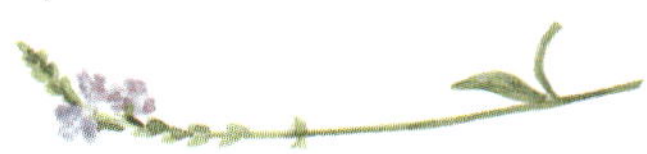

Le **cèdre** est le plus connu.

Pour assainir la maison et laisser flotter une senteur agréable, cueillez des petites branches de cèdre avec leurs aiguilles, d'une longueur d'environ 20 cm. Ficelez-les par 4 ou 5 avec du fil de coton. Séchez-les à l'abri de la lumière dans un endroit aéré. Vous les brûlerez.

Les boules de bois de cèdre remplacent harmonieusement la naphtaline d'autrefois dans les armoires.

On peut utiliser de la même façon le **cade.**

Les pâtes odorantes

L'on trouve dans les boutiques orientales des cônes et des bâtons d'encens parfumés. Il faut bien les choisir. Leur petite fumée odorante est sympathique.

Dans le souvenir des pâtes odorantes africaines, nous avons sélectionné quelques éléments :

Des sciures de bois très fines recueillies chez un ébéniste, mélèze, noyer et mélange pin et noyer.

De la gomme arabique que l'on trouve en herboristeries.

Des huiles essentielles de santal et d'ylang-ylang.

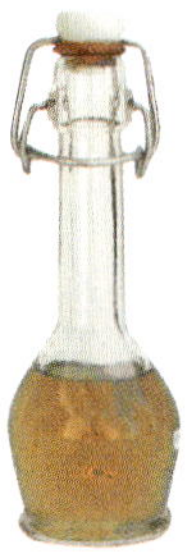

Voici notre recette avec de la sciure de mélèze.
Pour 5 belles boules, mélanger 2 cuillers à café de gomme avec 3 cuillers à café d'eau et faire fondre au bain-marie. Retirer du feu et incorporer délicatement 3 cuillers à café de poudre de mélèze et 1 goutte d'huile essentielle de santal, jusqu'à l'obtention d'une pâte la plus lisse possible.
Confectionner des boules, du bout des doigts humides, et les rouler dans un peu de sciure. Laisser sécher et durcir.

Nous avons fait d'autres expériences avec le mélange pin-noyer et ylang-ylang, pin et santal, pin et lavande.

Qu'est cela qui monte du désert
Comme une colonne de fumée
Vapeur de myrrhe et d'encens
Et de tous les parfums exotiques

Le Cantique des cantiques

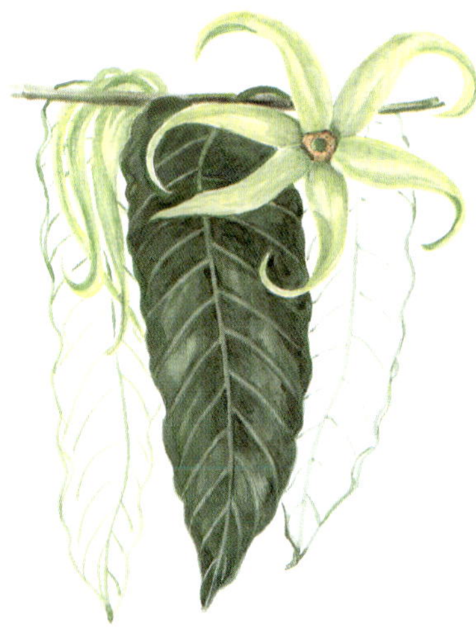

Si un jour vous découvrez un de ces brûle-parfums marocains en métal argenté composé d'une grosse boule en deux parties dont on rabat le couvercle, et montée sur un pied lui-même fixé à un petit plateau, n'hésitez pas à vous l'offrir. C'est ravissant. L'été après un barbecue prenez quelques braises, déposez les dans la boule et éparpillez dessus des petits morceaux de pâtes odorantes.

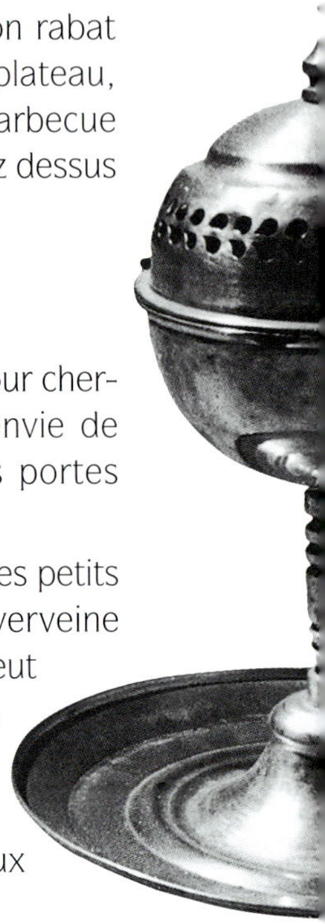

Des senteurs pour les armoires

Lorsque dans la maison des vacances l'on ouvrait un placard pour chercher un pot de confiture, naissait en nous une immense envie de respirer l'odeur magique qui vibrait en secret derrière les portes encaustiquées.

Chaque famille a ses recettes. Il y a, ce qui est le plus courant, les petits sacs de lavande. On peut aussi en faire avec des feuilles de verveine ou de géranium rosat. Il faut les renouveler tous les ans. L'on peut aussi préparer des pochettes de pâtes odorantes aux senteurs d'ambre, de cannelle, de girofle si l'on aime son parfum.

Piquer une orange ou un citron de clous de girofle et les suspendre dans une armoire dégage un parfum à la fois doux et piquant. C'est la "pomme d'ambre".

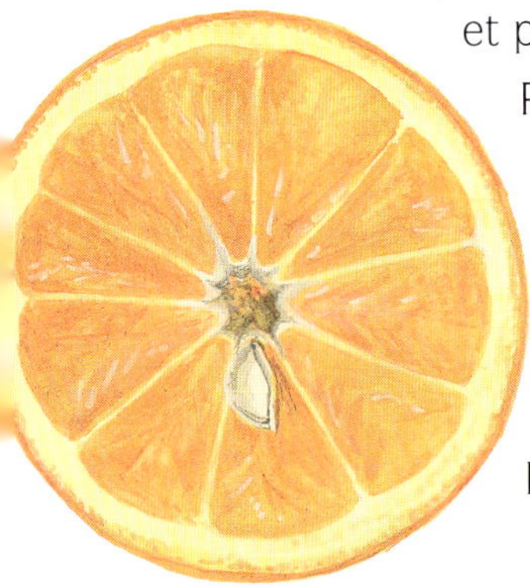

Plus suaves sont les zestes d'oranges séchés.

Les boules ou les petits cœurs de bois de cèdre, de bois de cade, sentent bon et sont efficaces contre les bestioles indésirables.

Les feuilles de l'eucalyptus répandent aussi un bon parfum d'armoire.

Laissez jouer vos tendresses et votre imagination.

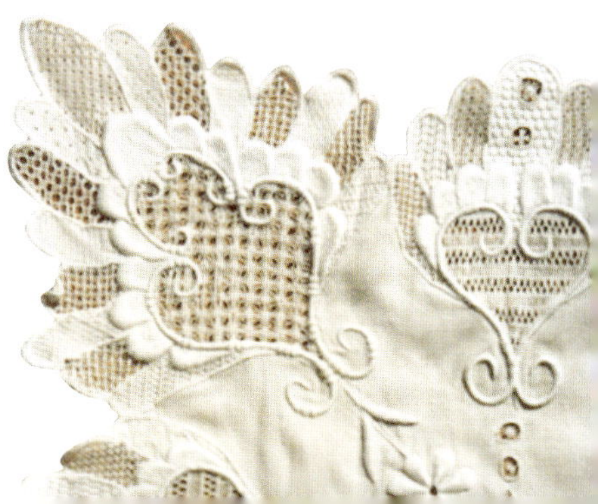

Pots-pourris

A l'origine, le pot-pourri était une préparation de pétales qui fermentaient entre deux couches de sel, d'où son nom.

C'est aujourd'hui un élément décoratif très à la mode, alliant les plaisirs de l'odorat et des yeux. Malheureusement ceux que l'on trouve ne sont pas toujours naturels.

Composez-les à votre fantaisie, avec des fleurs séchées, cueillies en promenade, des boutons de roses, des copeaux de bois odorants, des feuilles de géranium rosat, de verveine… des zestes, des graines parfumées, des épices, cannelle, muscade, girofle, quelques petits morceaux de tiges et de fleurs des plantes aromatiques que vous avez plantées à cette attention.

Vous pouvez renforcer les senteurs, en ajoutant quelques gouttes de vos huiles essentielles préférées. Le santal par exemple, ou le bois de rose, le bois de cèdre, la lavande, l'orange… Quelques gouttes de benjoin ou de poudre de racine d'iris rajouteront une pointe de senteur de vanille ou de violette et fixeront les autres parfums.

Les pots-pourris font de très jolis cadeaux. Choisissez des boîtes raffinées, au besoin créez-les avec de beaux papiers dans les tons des éléments de votre composition, pour les recevoir.

Rien ne vaut un pot-pourri pour clore ces histoires de plantes, de parfums, de senteurs exquises, de plaisirs naturels, de bien-être, de bonheurs partagés, de fantaisies colorées, de joies, de sérénité et de volupté.

C'est un pot-pourri de poésie que nous vous offrons.

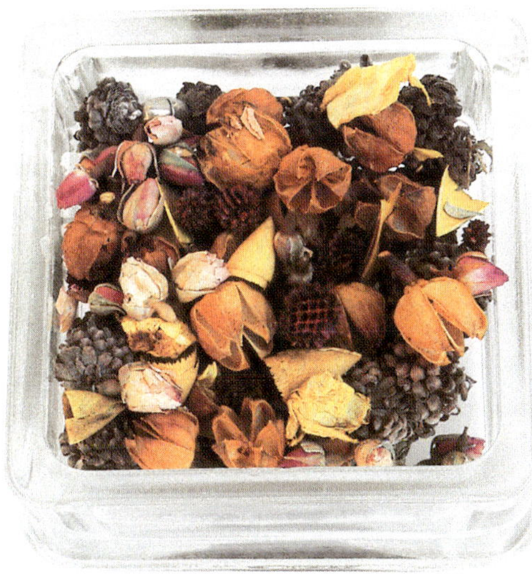

Poème pour une conclusion parfumée

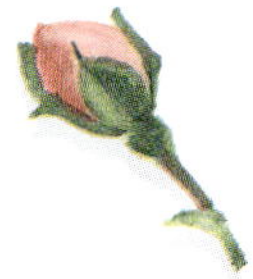

Nous avons posé délicatement
Sur une table de bois ciré
Un grand bouquet joyeux
Avec toutes les plantes
Que nous avons rencontrées au cours de ces pages
Une branche d'abricotier
Un bouton d'amandier
Un bleuet cueilli dans des blés dorés
Une feuille de bouleau, un brin de buis béni
Une tige de cade piquant
Une capucine jolie
Une petite centaurée tendre, un coquelicot ardent
Une mauve et une guimauve
Un géranium rosat odorant
Un iris et de la marjolaine
Une tige de lavande d'été, de la menthe poivrée
Du millepertuis mystérieux
Une fleur d'oranger, une pâquerette discrète
Une grande prêle orgueilleuse
Une fleur étrange d'ylang-ylang
Du thym et du romarin fleuris
Une petite sauge secrète, une ombelle de sureau
Un tournesol lumineux, une verveine coquette
Nous les avons aimés à la folie
Les pétales des roses éphémères
Se sont envolés doucement
Emportant dans la lumière
Les parfums nés du soleil, de l'eau
De notre Terre
Et de nos tendresses

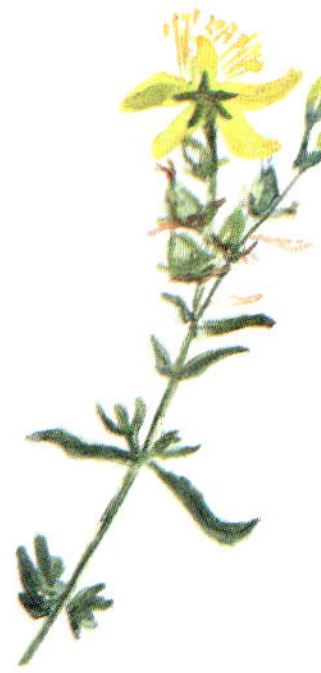

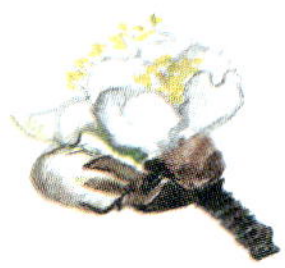

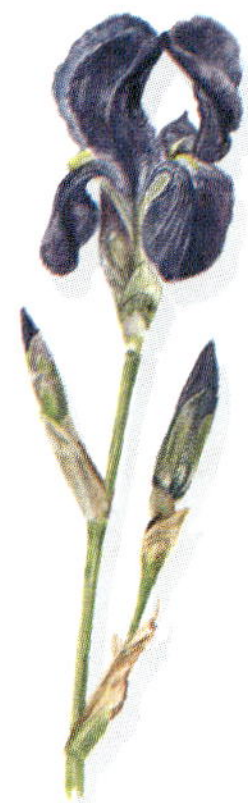

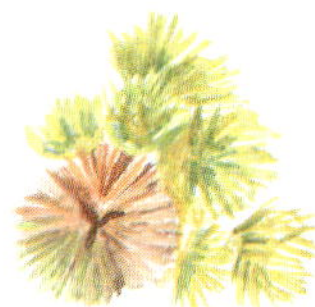

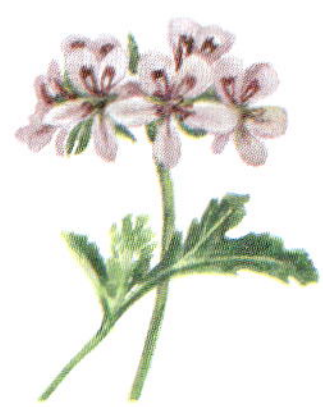

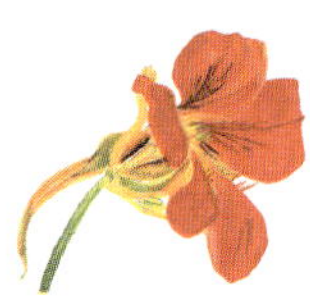

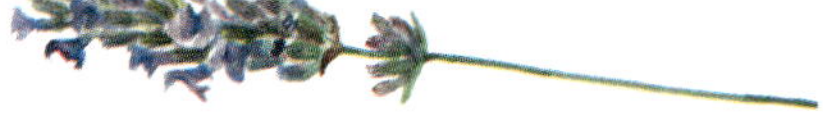

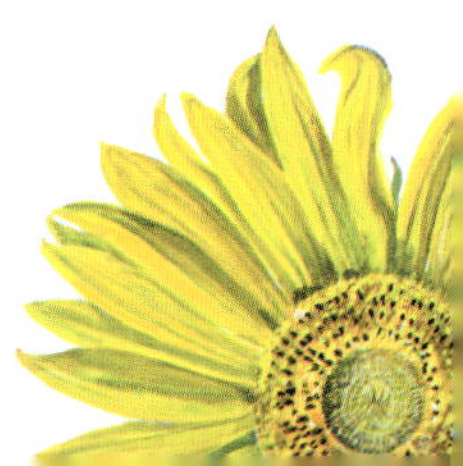

Index des plantes

Les plantes dessinées pour l'herbier de beauté sont indiquées en rouge

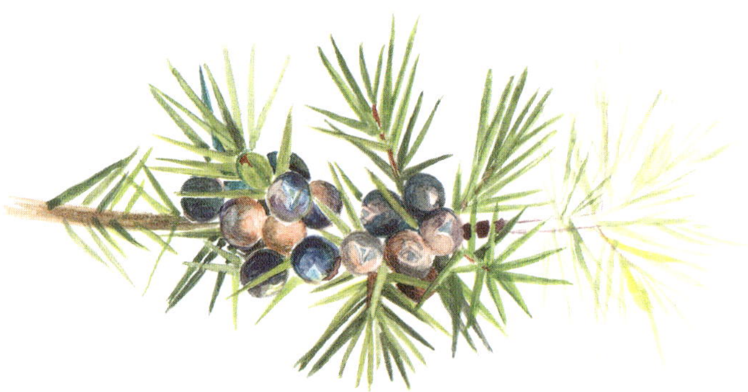

Table des recettes

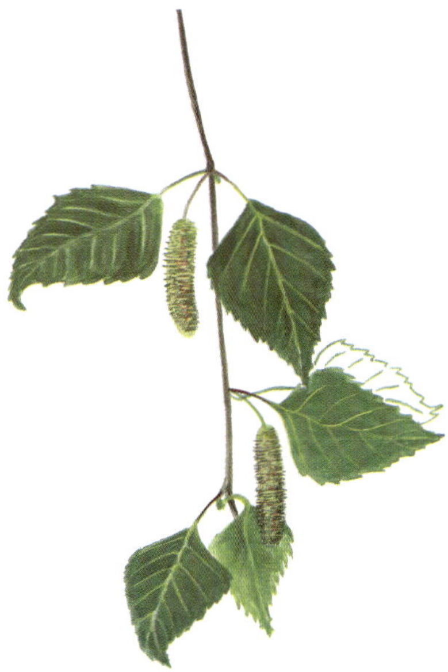

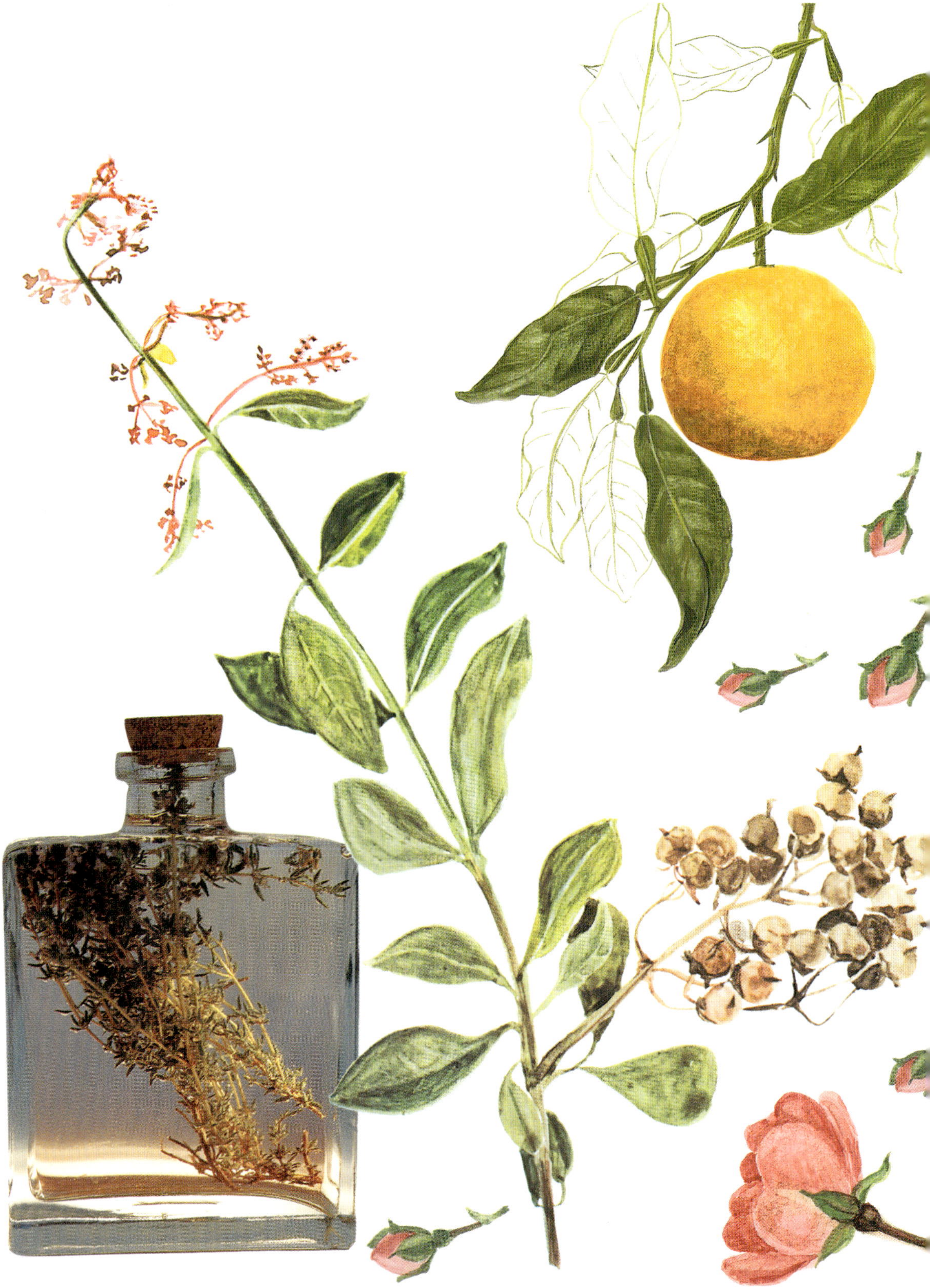

Bibliographie

AMADE Louis, *Chef-lieu la Terre,* dans Le livre d'Or des poètes 1, Paris, Seghers 1973

AMIR Magali, *Les cueillettes de confiance,* Alpes de Lumière 129, Parc naturel régional du Luberon,1998

AVELINE Michel, *La Violette,* Paris, Michel Aveline éditeur, 1993

BONNABEL-BLAIZE Martine, *Santé et bien-être par les huiles essentielles*, Aix-en-Provence, Edisud, 2003

CAREME, Maurice, *A l'ami Carême,* Livre de poche, Hachette jeunesse

CECCHINI T., *Encyclopédie des plantes médicinales,* Paris, Editions de Vecchi, 1993

CHOURAQUI André, *Bible,* Paris, Desclée de Brouwer, 1985

DEBUIGNE Docteur Gérard, *Larousse des plantes qui guérissent*, Paris, Larousse, 1974

DELAROZIERE Marie-Françoise, *Perles d'Afrique,* Aix-en-Provence, Edisud, 1994

DELAROZIERE M.-F. et MESLAY Claude, *Herbier vagabond,* Aix-enProvence, Edisud, 2003

DELAROZIERE M.-F. et TRIERWEILER Raymonde, *Huiles douceurs et plantes à parfums*, Aix-en-Provence, Edisud, 1994

DELAROZIERE Régine et Benoit, *Cuisines des Antilles,* Aix-en-Provence, Edisud, 2001

DESNOS Robert, *Chantefables et Chantefleurs,* Paris, Grund, 1972

DESRUISSEAUX P.Advisse, *l'Ylang-Ylang, culture, préparation, commerce,* Paris, Augustin Challamel Editeur, 1911

DRUON Maurice, *Tistou les pouces verts,* Paris, Del Duca, 1957

FRANCOIS D'ASSISE Saint, *Fioretti*, Paris, Editions franciscaines, 1942

GROSJEAN Nelly, *L'aromathérapie,* Paris, Editions Albin Michel, 1993

LAFORET Marie, *Mes petites magies,* Neuilly-sur-Seine, Michel Lafon et M.D.P., 2001

LESTAVEL Jean,
Les arbres chantent, Paris,
Maison de la Poésie, 1995

LIEUTAGHI Pierre,
Jardins des savoirs, jardins d'histoire, Les Alpes de Lumière 110-111

MAURIN GARCIA Michèle,
Le Henné, plante du paradis,
Genève, Editio Georges Naef,
1992

MESLAY Claude,
DELAROZIERE Marie-Françoise,
Herbier des bords de l'eau,
Aix-en-Provence, Edisud, 2005

MULOT Marie-Antoinette,
Secrets d'une herboriste, Paris,
Editions du Dauphin, 01984

SONDAZ Marie-Louise,
l'Encyclopédie d'astrologie pratique, Paris, Editions
du Club de la femme, 1958

TOUSSAINT Franz,
Le jardin des caresses, Paris,
Ed. d'Art H. Piazza, 1954

VILLERS A., DELAROZIERE M.-F,
Cuisines d'Afrique,
Aix-en Provence, Edisud, 1995

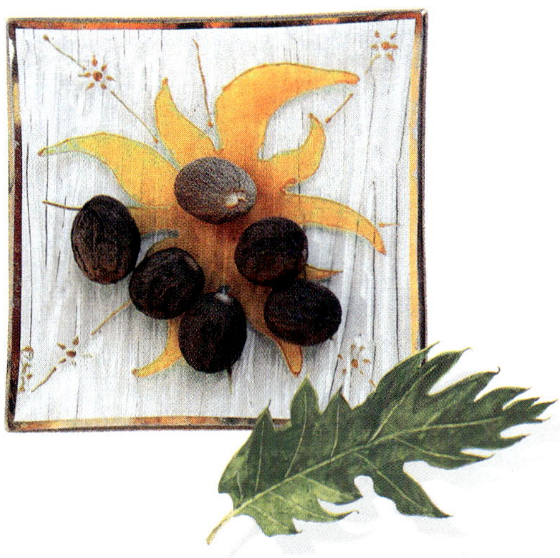

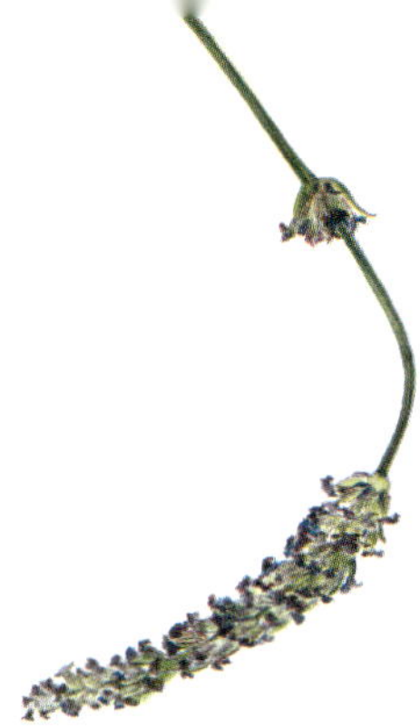

Notre carnet d'adresses

AROMA' PLANTES, Régine, René et Guillaume LIARDET,
La Parente, 84390 Sault, tél. : 04.90.64.04.02
(huiles essentielles, eaux florales, plantes fraîches, plantes séchées)

DISTILLERIE BLEU PROVENCE, 58, Promenade de la Digue
26110 Nyons tél. : 04.75.26.10.42 Fax. : 04.75.26.15.90
(Huiles essentielles, lavande fine AOC, plantes aromatiques)

Mireille FLEURY, 82 rue Roland Garros, 84200 Carpentras,
tél. : 04.90.60.76.66 (Huiles essentielles, huiles végétales,
huiles de macération, flacons)

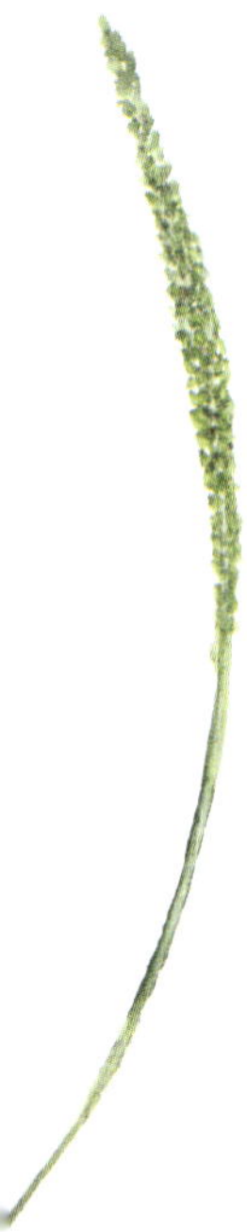

LABORATOIRE DE COMBE D'ASE, 13 allée des genêts,
Plan Roman, 04,200 Sisteron tél. : 04.92.62.07.27
(Huiles essentielles, eaux florales, huiles de macération de fleurs,
flacons) combedase @ wanadoo.fr

MAISON DES PLANTES AROMATIQUES La, Office du Tourisme,
14 Bd Michel Eysséric, 26170 Buis-les- Baronnies
Tél. : 04.75.28.04.59 et Fax : 04.75.28.13.63

PLANTES ET NOMADES et LES PLANTES DE MONTSEGUR,
Michel Thouzery, Le Paquetaire, 09300 Montferrier
Tél.: 05.61.03.06.29, Fax : 05.61.03.80.88
et plantes.et.nomades@wanadoo.fr (Plantes séchées, infusions
composées, pommades, huiles essentielles)

Partez à la découverte des ressources insoupçonnées et inattendues
qu'offrent producteurs locaux, magasins diététiques, pharmacies,
herboristeries et même épiceries et grandes surfaces.

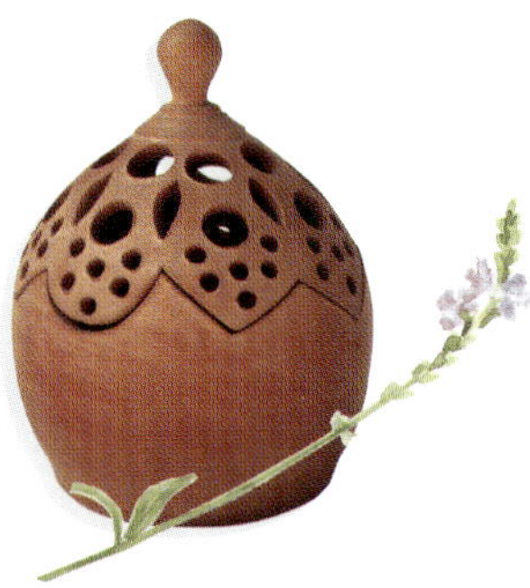

Achevé d'imprimer en septembre 2005
Dépôt légal à parution
Imprimé en UE